Inke Jochims

Zucker und Bulimie

Inke Jochims

Wie richtige Ernährung hilft, aus Bulimie und Binge Eating auszusteigen

Zucker und Bulimie

2., vollständig überarbeitete Auflage

Hedwig Verlag, Berlin 2008

2. Auflage 2008

Veröffentlicht als Taschenbuch
Hedwig-Verlag Inke Jochims
Tel.: 030 - 804 97 905
Dickhardtstraße 61/62, 12159 Berlin
Umschlaggestaltung: kursiv, Katrin Schek, Berlin
Zeichnungen: kursiv, Sebastian Quellmann, Katrin Schek, Berlin
Foto Bonbons: PhotoAlto
Foto Inke Jochims: Barbara Dietl, Berlin
Foto Wasserfall: Joachim Brauer, Berlin
Redaktion: Kathrin Heigl
Druck und Bindearbeiten: Quickprinter, Overath
www.hedwig-verlag.de
ISBN/EAN: 978-3-9808847-8-5

Inhaltsverzeichnis

1. Kapitel	**Einführung**	7
2. Kapitel	**Bulimie – Legenden, die einer Heilung im Wege stehen**	13
	1. Legende: Fressattacken haben nichts mit der Art des gewählten Essens zu tun.	14
	2. Legende: Esssucht ist eine stoffungebundene Sucht.	16
	3. Legende: Drogen kann man entziehen, Essen nicht.	18
	4. Legende: Das Schönheitsideal ist ursächlich für Bulimie.	19
	5. Legende: Heißhungerattacken entstehen durch den Versuch zu fasten.	20
	6. Legende: Wenn eine bulimische Frau die Kontrolle aufgäbe und mit dem Erbrechen aufhören würde, hätte sie auch keine Heißhungerattacken mehr.	23
	7. Legende: Wenn die Energiereserven nach einer Mahlzeit wieder aufgefüllt wurden, fühlt man sich satt.	26
	8. Legende: Eine bulimische Frau weiß nicht mehr, wie viel Nahrung sie wirklich braucht.	27
	9. Legende: Bulimie ist eine Frauenkrankheit.	28
	10. Legende: Ein psychisch gesunder Mensch kann alles essen und wird nicht dick.	29
3. Kapitel	**Wann und wie entsteht Sucht?**	31
	Welchen Sinn macht Bulimie?	32
4. Kapitel	**Das süchtige Gehirn**	35
	Was sind eigentlich Botenstoffe	35
5. Kapitel	**Botenstoffe und Wahrnehmung**	45
	Schneller, höher, weiter: Dopamin	45
	Bremse und Entschleunigung: Serotonin	48

6. Kapitel	**Cortisol und Bulimie**	51
	Cortisol und Psyche	55
	Individuelle Wahrnehmung und Stress-Belastung	58
	Wie ein hoher Cortisolspiegel entsteht	62
7. Kapitel	**Instinkte und Grundbedürfnisse**	66
8. Kapitel	**Cortisol und Persönlichkeit**	71
9. Kapitel	**Wie Cortisol, Dopamin und Serotonin den Appetit beeinflussen**	74
	Der Aufbau von Serotonin	75
	Der Aufbau von Dopamin	80
10. Kapitel	**Wie richtige Ernährung hilft**	83
	Blutzuckerspiegel, Insulin und Insulinresistenz	84
	Drei Grundnährstoffe: Kohlenhydrate, Fett und Eiweiß	90
11. Kapitel	**Was kann ich tun?**	108
	Die richtige Auswahl von Lebensmitteln: Ungünstige Lebensmittel	108
	Die richtige Auswahl von Lebensmitteln: Günstige Lebensmittel	111
	Essenszeiten	116
	Entzug chemischer Stressoren	117
	Ernährungsumstellung	122
	Serotoninspiegel stabilisieren	125
	Entspannung lernen	131
	Ich bin eingeladen – was nun?	134
	Nahrungsergänzungsmittel	136
	Literaturliste	141

1. Kapitel
Einführung

Linda hat gerade mit ihrer Mutter telefoniert.

Linda ist unterwegs zur Uni. Es ist 10 Uhr. Ihre Mutter hat sie, wie üblich, auf dem Handy erreicht. Nach dem Telefonat rennt Linda direkt in die nächste Kaufhalle. Sie kauft Kekse, sie öffnet die erste Packung bereits in der Kassenschlange und dann, endlich draußen, beginnt sie zu essen. Keks um Keks, sie schlingt und schlingt, sie kann nicht mehr aufhören, wie sie zu ihrer eigenen Verzweiflung bemerkt, aber sie macht weiter, durch irgendetwas getrieben macht sie weiter, so lange, bis sie die aufgenommene Nahrung irgendwo in der Stadt auf einem einsamen Klo wieder erbricht.

„Überleg mal", sagt der Lebensgefährte von Karen, „du hast doch heute schon die ganzen Gummitierchen aufgegessen, und vorhin erst hattest du ein Eis, und das Mittagessen war auch reichlich!"

Aber Karen ist gar nicht mehr in einem Zustand, in dem sie noch überlegen könnte. Karen hat noch vor zwei Minuten ein quälendes Telefonat geführt. Genau genommen hat sie nicht bemerkt, was in diesem Telefonat auf der zwischenmenschlichen Ebene geschah, und sie hat auch nicht bemerkt, wie sehr sie das quälte, was geschah. Sie hatte irgendwie den Eindruck, mit einer guten Freundin über ein persönliches Problem zu sprechen, und nach Beendigung dieses Telefonats fand sie sich in einem rasenden Anfall von Wut und Verzweiflung wieder, in dem sie den Kühlschrank plünderte. Karen erbrach nicht, aber danach fühlte sie sich völlig am Boden.

Es sind keinesfalls nur „essgestörte" Menschen, die Fressattacken erleben. Die meisten Menschen wissen einfach alles über gesunde Ernährung. Viele haben ausgedehnte Trainingseinheiten bei irgendwelchen Diätorganisationen hinter sich oder besitzen mindestens zwei bis drei, meist sehr qualifiziert geschriebene Rezeptbücher zum Thema gesunde Ernährung. Sie wissen ganz genau, wie man fettarm kocht und wie gesund frisches Gemüse ist – so lange, bis sie in Stress geraten. Und dann ertappen sie sich dabei, wie sie sich ein Kilo Pralinen kaufen und die Packung noch im Auto aufreißen und Stück für Stück verschlingen, ohne aufhören zu können, als sei es die letzte Mahlzeit auf dieser Erde. Das ist Sucht, kein aus Energiemangel begründeter Hunger.

Menschen, die Alkohol missbrauchen, gelten als süchtig. Raucher gelten als süchtig. Wer wiederholt Ecstasy schluckt, gilt als süchtig und wer Kokain schnupft ebenfalls.

Aber wer Zucker missbraucht oder sogar von ihm abhängig ist, der gilt nicht als süchtig, denn Zucker an sich gilt nicht als süchtig machende Substanz. In der Folge dieser Fehlwahrnehmung gelten Essstörungen bisher als „nicht stoffgebundene Süchte".

„Stoffgebunden" heißt, dass man annimmt, ein bestimmter Stoff, wie z.B. Alkohol, löst die Sucht aus. „Nicht stoffgebunden" heißt, man nimmt an, das Problem wäre rein psychisch und hätte nichts mit einem bestimmten „Stoff" zu tun. Spielsucht z.B. gilt als „nicht stoffgebundene" Sucht. Essstörungen gelten ebenfalls als „nicht stoffgebundene" Süchte, d.h. man tut so, als hätten Essprobleme nichts mit dem „Stoff", den man konsumiert, zu tun. Und das hat in der Kommunikation mit süchtigen oder abhängigen Menschen häufig fatale Folgen.

Für Alkoholiker beispielsweise gibt es Schutzgesetze und Krankenhäuser. In vielen Firmen gibt es Suchtbeauftragte. Die meisten Ärzte sind über das Problem informiert und niemand, der schon einmal mit einem Alkoholiker gearbeitet hat, käme auf die Idee, ihm zu sagen: „Aber Sie müssen doch lernen, wieder normal zu trinken, ein Glas Wein am Abend oder einen kleinen Schnaps oder so, das sollten Sie schon hinkriegen." Jeder Arzt und jeder Therapeut kennt den

Begriff „Suchtgedächtnis“ und weiß, dass dieser Ratschlag für den Patienten der sichere Untergang wäre. Es würde nie bei einem Glas bleiben.

Erstaunlicherweise ist das bei Zucker ganz anders. Wer zum Arzt geht und ihm beichtet, er oder sie wäre zuckersüchtig, wird häufig entweder als Spinner abgestempelt – oder als essgestört. (Einige Ärzte kennen sich allerdings mittlerweile aus.)

Zucker gilt im Unterschied zu Alkohol oder Nikotin nicht als Droge, sondern als Lebensmittel. Und daher wird das Problem häufig so wahrgenommen, als hätte jemand, der in Wahrheit ein Zuckerproblem hat, ein „Essproblem“.

Der Behandler des Alkoholikers, sei er nun Psychotherapeut, Sozialarbeiter oder Psychiater, nimmt an, dass Süchtige, die zu viel Alkohol trinken, diesen künftig besser ganz meiden sollten, und darauf arbeitet er oder sie auch hin. Derselbe Psychotherapeut, Psychiater oder Sozialarbeiter, der einem Zuckersüchtigen gegenübersitzt, geht ganz anders vor. Süchtige, die zu viel Zucker essen, sollen lernen, „normal“ zu essen, also ein Stück Schokolade, das sollte man schon hinkriegen, das ist nämlich normal. Als „normal“ wird sehr häufig das wahrgenommen, was alle tun, und im Grunde versucht man Menschen, die mit einer krankmachenden „Normalität“ nicht gut zurechtkommen, an diese wieder anzupassen. (Dazu muss man wissen, dass entsprechende Kongresse, auf denen Behandler ihre Informationen bekommen, seit langem gezielt von der Nahrungsmittelindustrie „gesponsert“ werden. Die Zuckerlobby hat praktisch alles dafür getan, in den Köpfen von Psychotherapeuten und Diätassistenten zu verankern, dass Zucker ein ganz normales Lebensmittel ist und völlig ungefährlich.)

Nun ist aber Zucker gar kein Lebensmittel, sondern eine Droge, und Bulimie ist eine stoffgebundene Sucht, wie Alkoholsucht oder Nikotinsucht eben auch. Zucker hat im Gehirn eine sehr ähnliche Wirkung wie Alkohol, nur dass diese Wirkung auf den ersten Blick weniger dramatisch ist. Man wird nicht offiziell „high", man wird nicht besoffen und man benimmt sich nach dem Konsum von Zucker immer noch sozial angepasst. Aber genau wie Alkohol und Nikotin kann Zucker körperlich und psychisch abhängig machen.

Verschiedene Forschungsteams, unter anderem das Team des Psychologen John Hoebel von der Princeton University, haben in einer Studie über Zucker und Entzugssymptome bei Ratten festgestellt, dass süßes und fettes Essen süchtig machen kann.

Bulimie – die klassische Bulimie, bei der erst große Mengen von hochkalorischen (also vor allem zuckrigen oder stärkehaltigen) Lebensmitteln gegessen und dann wieder erbrochen werden – ist genau wie Binge Eating, bei dem nicht erbrochen wird, das Resultat eines bestimmten Zustands der Gehirnchemie, einer ebenso psychischen wie körperlichen Problematik. Bulimie und Binge Eating können durch seelische Probleme ausgelöst werden und ziehen immer seelische Probleme nach sich, aber eine Grundlage dieser Problematik ist eine körperliche Reaktion auf Sucht auslösende Nahrungsmittel, auf die der menschliche Körper und das menschliche Gehirn genetisch nicht vorbereitet sind. Einige Menschen reagieren stärker auf diese Lebensmittel als andere, genau wie einige Menschen auf Alkohol stärker reagieren als andere. Es sind nicht nur die seelischen Probleme, die die Bulimie aufrechterhalten, es ist die physiologische Reaktion von Körper und Gehirn auf Zucker, Fett und Weißmehl. Und hier tut sich ein Ansatzpunkt für die Heilung auf.

Bulimie hat viele Aspekte. Einer, der lange übersehen wurde, aber von entscheidender Bedeutung ist, ist körperlich. Dazu wird das vorliegende Buch einige Ratschläge geben. Beispielsweise ist ein ausgeglichener Blutzuckerspiegel wichtig, weil ein niedriger Blutzuckerspiegel Suchtverhalten immer wieder „antriggert", und hierbei kann man einiges falsch oder eben auch richtig machen. Aus körperlichen und emotionalen Gründen ist bei einigen Menschen der Blutzuckerspiegel instabiler als bei anderen. Einer der wichtigsten Schritte aus der Bulimie – wie übrigens aus jeder Sucht – ist ein ausgeglichener Blutzuckerspiegel.

Ebenso wichtig, wenn nicht sogar entscheidend, ist die individuelle Höhe des Cortisolspiegels. Cortisol ist ein Botenstoff, der bei Stress vermehrt ausgeschüttet wird und die Aufgabe hat, zusammen mit Adrenalin Stressbewältigungsmechanismen in Gang zu setzen. Bei manchen Menschen wird unter Stress mehr Cortisol ausgeschüttet als bei anderen. Das wiederum bestimmt, wie stark jemand gefühlsmäßig auf ein Ereignis reagiert – und wie schnell er Kohlenhydrate verbrennt. Außerdem senkt ein hoher Cortisolspiegel den Serotoninspiegel. Dieser ist möglicherweise nur deshalb dauerhaft zu tief, weil der Cortisolspiegel ebenso dauerhaft zu hoch ist.

Cortisol ist das „Missing Link" zwischen psychischem Erleben und Essverhalten. Bei manchen Menschen ist der Cortisolspiegel zu niedrig und bei manchen zu hoch. Bei bulimischen Frauen ist er in der Regel viel zu hoch, jedenfalls über einen sehr langen Zeitraum. In der Spätphase, wenn das Verhalten bereits chronifiziert ist, kann es auch zu einem niedrigen Cortisolspiegel kommen.

In der ersten Ausgabe von „Zucker und Bulimie" hatte ich vor allem den niedrigen Serotoninspiegel für den Ausbruch von Bulimie verantwortlich gemacht. Davon bin ich bis heute überzeugt, und ich werde in dieser Ausgabe ebenfalls detailliert herleiten, warum ich dies so sehe.

Trotzdem erschien mir, je mehr ich um körperliche und psychische Zusammenhänge wusste, die alleinige Erklärung „niedriges Serotonin" zunehmend unbefriedigend. Für sehr viele Frauen war diese Erklärung stimmig, aber einige Aspekte des „typischen" bulimischen Verhaltens konnte dieses Modell nicht erklären, z.B. das unbewusste Bedürfnis nach ständigem Stress. Während ich früher davon ausging, dass vor allem ein zu niedriger Cortisolspiegel zur Bulimie beiträgt, weil ein solcher den Blutzuckerspiegel destabilisiert (und dann tatsächlich indirekt auch den Serotoninspiegel senkt), bin ich durch Forschungsergebnisse wie die von Sue Gerhardt („Die Kraft der Elternliebe“), Joel Robertson („Peak-Performance Living“) und viele andere sowie aus eigener Beobachtung mittlerweile zu der Überzeugung gekommen, dass der Cortisolspiegel eben nicht zu tief, sondern tendenziell eher zu hoch ist und durch Stress unbewusst auch künstlich hochgehalten wird.

Für die Heilung von Bulimie ist daher auf jeden Fall eine Neuregulierung des Cortisolspiegels wichtig. Was man dafür tun kann, wird detailliert dargestellt.

Dieses Buch ist daher nicht als Alternative zu einer bestehenden Therapie gedacht, sondern als Ergänzung. Es richtet sich vor allem an Frauen und Männer, die unter der „klassischen“ Bulimie mit ausgeprägten Heißhungerattacken leiden, sowie an Frauen, die unter Binge Eating, also Heißhungerattacken ohne Erbrechen, leiden. Frauen, die Bulimie praktizieren, aber eigentlich magersüchtig sind, profitieren auch von diesem Buch, wenn es sich auch nicht direkt an sie richtet.

Es ist ein „Zwei-Wege-System“: Nicht nur die Psyche beeinflusst die gewählte Nahrung, die gewählte Nahrung beeinflusst auch die Psyche.

2. Kapitel
Bulimie – Legenden, die einer Heilung im Wege stehen

Bulimie wird erst seit vergleichsweise kurzer Zeit beschrieben. Zwar gab es erste Berichte bereits in der Antike, als man bemerkte, dass es nach langen Fastenzeiten zu Heißhungerattacken kam, und 1873 berichtete Sir Francis Gull von selten auftretenden Essattacken mit Erbrechen bei einer anorektischen Patientin. Aber erst 1979 führte der englische Psychiater Gerald Russell den diagnostischen Begriff „Bulimie“ in die Medizin und Psychologie ein. Er definierte Bulimie als eine Variante der Anorexie (Magersucht). Bulimie kommt von griechisch „Bous“, „Ochse“, und „Limos“, „Hunger“, und meint wörtlich: „ein so großer Hunger, dass ein Ochse verspeist werden könnte.“

Die diagnostischen Leitlinien nach ICD 10 sind:

- Wiederholte Fressattacken (Verzehr von Nahrungsmitteln in kurzer Zeit mit Kontrollverlust) in der Größenordnung von 500 bis 9000 Kalorien
- Gewichtsreduzierende Maßnahmen wie Erbrechen, Missbrauch von Laxantien, Diuretika, Fasten, exzessiver Sport
- Dauer: mindestens 3 Monate mit durchschnittlich zwei Fressattacken und Kompensationsverhalten pro Woche
- Übermäßiger Einfluss von Gewicht und Figur auf den Selbstwert.

Die Forschungsergebnisse, die ein neurochemisch begründetes Verständnis dieser Problematik möglich machen, sind erst seit Mitte der 90er Jahre in einer für Nicht-Chemiker lesbaren Form verfügbar. Therapeuten, Ärzte und Betroffene stehen dem Phänomen der Bulimie aber schon sehr viel länger gegenüber. Daher haben sich viele „Erklärungslegenden“ gebildet, die aus der Sicht der aktuellen Forschung überholt sind, die aber praktisch alle Beteiligten (Eltern, Therapeuten, Betroffene) im Kopf haben, weil sie in der Literatur zum Thema häufig aufgeführt werden. Da sie einer Heilung der Bulimie unter Umständen im Wege stehen, möchte ich sie hier kurz diskutieren und dem aktuellen Forschungsstand gegenüberstellen.

1. Legende:
Fressattacken haben nichts mit der Art des gewählten Essens zu tun. Das Charakteristikum von Fressattacken sind die hohen Kalorienmengen, nicht die Art der gewählten Nahrungsmittel.

Der Psychoanalytiker Otto Kernberg hat einmal in einem Vortrag gesagt, er rede mit Essgestörten nicht über Essen, das mache seine Diätassistentin. Er sagte „Diätassistentin“, und er sprach das Wort „Essen“ aus, als wäre die Kenntnis von Kohlenhydraten oder Fetten etwas Zweitrangiges gegenüber der Kenntnis der „wirklichen“ Probleme der menschlichen Seele.

Ein Mann, eine Frau. Ein Mann, der die wichtige Seele analysiert, und eine ihm untergebene Frau, die sich um den unwichtigen Körper kümmert. In Kernbergs Aussage zeigt sich bereits eine weit verbreitete Annahme aller psychologischen und psychoanalytischen Theorien zum Thema „Essstörungen“: dass nämlich das Essen an sich eine für die Behandlung der Essstörungen im Prinzip unwichtige Angelegenheit ist, die mit dem „eigentlichen“ Problem nicht viel zu tun hat. Essen gehört zum Körper und nicht zur Seele, und weil beide nicht viel miteinander zu tun haben, kann man die Analyse der Ursachen für Essstörungen von der Betrachtung der Art der gegessenen Nahrungsmittel trennen. Tatsächlich stimmt das nicht. Die Fähigkeit zur Impulskontrolle beispielsweise hat neurochemische Voraussetzungen, die durch richtige Ernährung bereitgestellt und durch falsche Ernährung unterminiert werden können. Richtige Ernährung trägt also zur Regulierung und Lösung innerpsychischer Konflikte bei.

Die Ernährungsberaterin Ann Louise Gittleman schreibt: „Es ist sehr viel leichter, emotional ausgeglichen zu sein, wenn Sie die richtigen Lebensmittel essen." „Endlich", sagt Janine zu mir, „endlich glaubt mir jemand. Ich wusste immer schon, dass ich nach Zucker süchtig bin und nicht nach Paprika."

Wenn Psychologen, Psychotherapeuten und Psychoanalytiker über Esssucht schreiben, dann schreiben sie über Oralität und Nahrung. Sie schildern, wie die Mutter das Kind tröstet, indem sie ihm einen Keks gibt, und schließen daraus, dass das Kind so lernt, „Essen" als Ersatz für Gefühle zu gebrauchen, weil es nicht mehr weinen, sondern still sein soll und ebendiese Aufforderung mit dem Keks assoziiert. Aber warum werden von einer Mutter oder einem Vater eigentlich immer Kekse, Brötchen, Banane oder Schokolade gewählt, wenn ein Kind ruhiggestellt werden soll? Broccoli hat verglichen mit Keksen vollkommen andere Inhaltsstoffe. Warum werden Lebensmittel gewählt, die viel Glukose und/oder viel Zucker enthalten?

Es gibt Untersuchungen, nach denen Mütter, die ihren Kindern keine Zuwendung geben können, diese stattdessen mit Süßigkeiten trösten. Niemand tröstet mit Broccoli. Psychologen, die den Missbrauch von Nahrung beschreiben, reden über Nahrung und geben, wenn sie ihre Aussagen belegen wollen, durchweg Beispiele an, in denen der Missbrauch von Zucker und raffinierten Kohlenhydraten in Kombination mit Fett beschrieben wird. Wie viele Schilderungen von „esssüchtigen" Frauen, die nachmittags frustriert mit einer Torte vor sich im Café sitzen, gibt es? Warum eigentlich am Nachmittag? Und warum überhaupt Torte? Warum schreibt niemand über eine esssüchtige Frau, die aus lauter Kummer über ihren untreuen Ehemann oder ihre dominante Mutter nachmittags vor einem blutig gebratenen 250-Gramm-Filetsteak sitzt, danach nicht aufhören kann zu essen und noch ein zweites Stück bestellt, diesmal *medium* gebraten oder sogar *well done*?

Die Antwort ist einfach: Psychotherapeuten hören solche Geschichten während der Stunden, in denen sie mit ihren Klienten arbeiten, deshalb nicht, weil es sie nicht gibt. Wenn sie am Schreibtisch Beispiele für ihre theoretische Arbeit wählen, dann schreiben sie das auf, was sie tatsächlich gehört haben – und das ist der Missbrauch von Zucker und Fett zum Zwecke dessen, was die Psychoanalytiker Affektregulation nennen. Mit Broccoli lassen sich keine Spannungen und Frustrationen abbauen, weil Broccoli anders auf das Gehirn und somit auf die Psyche wirkt als Zucker.

Frauen, die unter Bulimie leiden, essen während ihrer Attacken vor allem die Nahrungsmittel, die den Serotoninspiegel schnell steigen lassen, eine hohe Dopaminausschüttung bewirken und von denen beispielsweise John Hoebel, Psychologe an der Princeton University in New Jersey, zeigen konnte, dass sie Sucht auslösend sind, wie der New Scientist im Februar 2003 berichtete. Die Art der Nahrungsmittel ist also relevant für die Entstehung von Fressattacken.

2. Legende:
Esssucht ist eine stoffungebundene Sucht. Nahrung ist keine psychotrope Substanz (wie Alkohol oder Nikotin).

Im deutschen Sprachgebrauch bedeutet „alkoholsüchtig", dass jemand süchtig nach Alkohol ist, „heroinsüchtig", dass jemand süchtig nach Heroin ist, „nikotinsüchtig", dass jemand süchtig nach Nikotin ist, und „kokainsüchtig", dass er oder sie süchtig nach Kokain ist. „Fettsüchtig" würde also bedeuten, dass jemand süchtig nach Fett ist, und „esssüchtig", dass jemand süchtig nach Essen ist.

Wenn eine Frau oder ein Mann sich als „esssüchtig" bezeichnen oder bezeichnet werden, sind sie in aller Regel nicht nach irgendeiner Art von Essen süchtig. Ich kenne niemanden, der ein Problem damit hat, große Mengen von Obst oder Gemüse zu essen (außer Bananen und Feigen, die so viel Süße enthalten, dass sie eigentlich natürliche Süßigkeiten sind. Manche Menschen können auch nach Äpfeln süchtig werden). Viele Menschen können literweise Milch trinken, die viel Milchzucker enthält, aber sehr wenige Menschen können zwei Steaks mit Kräuterbutter ohne Kartoffeln oder andere Kohlenhydratbeilage essen. Und selbst wenn sie es könnten: Ich kenne niemanden, der es im Rahmen eines Essanfalls auch tut. Auch in der Literatur habe ich keine einzige Beschreibung eines solchen Verhaltens gefunden.

Es gibt auch keine Fettsucht. Kaum jemand ist wirklich süchtig nach purem Fett.

Wenn jemand zu mir sagt, er wäre fettsüchtig, bitte ich ihn oder sie, zu Hause ein Schnapsglas Olivenöl pur zu trinken. Alle, denen ich das auftrug, verzogen schon bei der Vorstellung angewidert das Gesicht. Fett alleine schmeckt schal, und schon kleine Mengen von Fett, ohne Proteine oder Kohlenhydrate genossen, lösen schnell Ekel aus. Wenn zu viel Fett konsumiert wird, dann in Verbindung mit Kohlenhydraten, beispielsweise als Pizza, als Kartoffelchips, als Torte oder Schokoladenriegel, oder auch in Kombination mit Eiweiß als versteckte tierische Fette. Zucker alleine wirkt auch nicht besonders, die wenigsten zuckersüchtigen Menschen essen löffelweise puren Haushaltszucker. Werden aber in einer Speise Fett und Zucker in einem Verhältnis von 40 : 60 kombiniert, entwickeln sie einen so lustvollen Charakter, dass sie fast unbegrenzt konsumiert werden. Die meisten industriell hergestellten Produkte, alle verpackten Kuchen, Schokolade, Kekse, Fertiggerichte weisen genau dieses Fett-Zucker-Verhältnis auf. Und es ist genau diese Mischung, die optimal stimmungsregulierend wirkt.

3. Legende:
Drogen kann man entziehen, Essen nicht.

Dies schreibt z.B. Maja Langsdorff (und sie proklamiert damit nichts anderes als die Lehrmeinung, die sich in praktisch jedem Buch über Bulimie wiederfindet): „Weil die Sache mit dem Entzug beim Essen nicht funktionieren kann, ist die essgestörte Frau im Nachteil gegenüber anderen ‚Entwöhnten'. Sie muss sich gewissermaßen ihrer Droge stellen und ein neues Verhältnis zu ihr finden. Gerade hierin unterscheiden sich Ess-Süchte von anderen Süchten."

Tun sie das? Was wäre, wenn diese Behauptung nicht stimmt? Was wäre, wenn Zucker und raffinierte Weißmehle ähnlich wie Alkohol auf das Gehirn wirken würden und somit eine bulimisch reagierende Frau zu ihren Ess-Brech-Orgien immer wieder neu verleiten würden? Was wäre, wenn man im Rahmen dieser Lehrmeinung eine bulimisch reagierende Frau dazu zwingt, ganz entspannt ihren Suchtauslöser immer und immer wieder zu konsumieren? Was wäre, wenn der Anspruch der Therapeutin, es sei möglich, sich der Droge zu stellen und ein neues Verhältnis zu ihr zu finden, gar nicht einlösbar wäre – nicht nur nicht einlösbar, sondern kontraindiziert, weil man die bulimisch reagierende Frau mit diesem Anspruch folglich über Gebühr belasten würde? Ein Anspruch, den man niemals an einen Heroin- oder Kokainsüchtigen herantragen würde. Wieso ist Langsdorff sich so sicher, dass man bestimmte Sorten von Essen nicht entziehen kann?

Die allermeisten so genannten Nahrungsmittel, die heute zur Verfügung stehen, kann man entziehen. Es gibt keinen einzigen Hinweis, keine einzige Studie, die aufzeigt, dass ein Mensch nur dann gesund bleibt, wenn er Pizza aus der Tiefkühltruhe, Aufbackbrötchen aus Weißmehl, Tütensuppe, Nutella, Softeis oder jene Riegel aus Billigschokolade und gesättigten Fetten konsumiert, die die Firma Masterfood nach einem Planeten benannt hat und tonnenweise

verkauft. Es gibt keinen einzigen Grund, diese Nahrungsmittel nicht zu entziehen – außer vielleicht die Verdienstspannen der „Lebens"-mittelindustrie, denn diese Nahrungsmittel sind billig herzustellen, leicht zu lagern und mit riesigem Gewinn zu verkaufen.
Ich bin der Überzeugung, dass man bestimmte Nahrungsmittel nicht nur entziehen *kann*, sondern häufig entziehen *muss*.

4. Legende:
Das Schönheitsideal ist ursächlich für Bulimie. Bulimie erlaubt einer Frau, sowohl zu essen als auch dünn zu sein.

Frauen, die Bulimie praktizieren, fühlen sich ohne Zweifel dem Schönheitsideal sehr stark verpflichtet. Der Beginn der Bulimie wird häufig so erlebt, dass eine Diät gemacht und dann nicht durchgehalten wurde.

„Ich las davon in einem Roman", berichtet Gerit. „Ich ging zu einer Party und konnte endlich das ganze Buffet aufessen, ohne dass es mir geschadet hätte. Es war ein unglaubliches Glücksgefühl. Am Anfang dachte ich, ich hätte endlich die Lösung all meiner Probleme gefunden."

Bleibt die Frage, warum sie das ganze Buffet aufessen wollte.

Der Ernährungspsychologe Volker Pudel beantwortet diese Frage mit dem ihm eigenen Charme: „Bulimie erlaubt einer Frau, zu essen und gleichzeitig dünn zu sein." .

„Warum zerreißt es mich nicht?", fragt Mareike nach 10 Jahren Bulimie und zwei furchtbaren Tagen.

„Warum 10 000 Kalorien? Wie hält mein Körper das aus?"

Ich halte die Annahme, dass das Schönheitsideal ursächlich für Bulimie ist, für zynisch. Es ist letztlich eine „Das-Opfer-ist-selber-schuld"-Argumentation, weil so getan wird, als wäre der Auslöser für eine so furchtbare Krankheit wie Bulimie eine vermeidbare Eitelkeit. Dies spricht dem Elend der Betroffenen Hohn.

Erstens: Frauen, die Bulimie praktizieren, wissen sehr genau, dass sie in Zeiten verstärkter bulimischer Attacken *zunehmen*. Kohlenhydrate und Zucker werden schon nach sehr kurzer Zeit verstoffwechselt, und die Zeit zwischen Essen und Erbrechen reicht nicht, um alles wieder abzugeben. Wäre das Schönheitsideal tatsächlich die *Ursache* für die Bulimie, dann wäre der so genannte Schlankheitswahn die stärkste Motivation, damit aufzuhören.

Das Erbrechen kann man mit dem Schönheitsideal erklären. Ganz sicher aber erklärt das Schönheitsideal nicht das Bedürfnis, so viel zu essen, dass das Erbrechen überhaupt nötig ist. Schon gleich ganz versagt diese Erklärung im Falle von Binge Eating, einer Krankheit, die als Sonderfall der Bulimie gilt und bei der zwar während einer Attacke große Mengen gegessen werden, aber nicht erbrochen wird, und die Betroffenen ihr daraus resultierendes Übergewicht hinnehmen. Die Auffassung hat allerdings Folgen für die Behandlung, denn im Rahmen dieses Glaubenssatzes ist es natürlich naheliegend, zuerst den „Schönheitswahn" zu behandeln. In diesem Buch werde ich aufzeigen, was meiner Ansicht nach tatsächlich behandelt werden muss – und der Schönheitswahn ist ein sekundäres Problem, aber kein primäres.

Die Legende vom Schönheitswahn, der ursächlich sei für die Bulimie, geht oft einher mit der nächsten Legende.

5. Legende:
Heißhungerattacken entstehen durch den Versuch zu fasten, weil durch das kontrollbedingte Fasten der Blutzuckerspiegel zu stark absinkt. Dies wiederum löst neue Heißhungerattacken aus.

Warum essen Frauen erst und erbrechen dann? Eine Erklärung, die in verschiedenen Formen in der Literatur, so auch in dem bekannten Buch von Gröne „Wie lasse ich meine Bulimie verhungern", sehr oft wiederholt wird und die man den Betroffenen gerne erzählt, ist folgende: Frau ist dem gesellschaftlichen Ideal des schlanken Körpers verpflichtet. Daher versucht sie tagsüber zu fasten und ihre Nahrungsaufnahme zu kontrollieren und ist dann nachmittags so unterzuckert, dass der Körper sich sein Recht nimmt und nun von ihr fordert, sie möge ganz viel essen. Sie gibt die Kontrolle kurzfristig auf und verschlingt dann sehr große Mengen. Irgendwann wird ihr klar, dass das jetzt viel zu viel war, deshalb erbricht sie alles wieder, um dem gesellschaftlichen Ideal zu entsprechen. Sie versucht es erneut mit noch mehr Kontrolle. So gerät sie in einen Teufelskreis aus Essen und Erbrechen.

Bei diesem Modell liegt die Ursache des Problems in der durch die Frau ausgeübten Kontrolle im Dienste des Perfektionismus und des Schönheitsideals. Das Fasten bzw. das „Restraint Eating“, das gezügelte Essen bzw. das Auslassen von Mahlzeiten, soll den Unterzucker auslösen, der dann angeblich in Heißhungerattacken mündet.

De facto führt ein niedriger Blutzuckerspiegel zu Hungergefühlen und bei manchen Menschen zu regelrechten Heißhungerattacken. Und tatsächlich ist die Stabilisierung des Blutzuckerspiegels eine wichtige Maßnahme.

Daher klingt die Theorie, dass das Fasten oder das gezügelte Essen und der durch diesen Kontrollversuch abgesenkte Blutzuckerspiegel die gefürchteten Heißhungerattacken auslöst, so unwiderstehlich logisch, dass sie sich in der Mehrzahl der Bücher über Bulimie in der einen oder anderen Form wiederfindet. Sie hat nur einen ganz kleinen Schönheitsfehler: Sie ist falsch.

Wenn Sie Arzt, Therapeut oder Sozialpädagoge sind oder der Elternteil einer bulimischen Frau und selbst keine Bulimie praktizieren, möchte ich Sie an dieser Stelle zu einem kleinen wissenschaftlichen Experiment einladen. Es gilt, die Theorie, wonach ein durch Fasten abgesunkener Blutzucker zu Heißhungerattacken führt, zu überprüfen.

Lassen Sie drei Mahlzeiten aus, das Abendessen des letzten Tages sowie Frühstück und Mittagessen des nächsten Tages. Kaufen Sie ein, bevor Sie nachmittags nach Hause kommen. Kaufen Sie eine Schachtel Pralinen und fünf Stück Kuchen. Kochen Sie dann einen sehr großen Teller mit Kartoffeln und lassen Sie ein Pfund Butter darüberlaufen. Schmieren Sie sich dazu fünf Brote mit Käse. Richten Sie all dies vor sich auf einem Tisch an und beginnen Sie. Zwingen Sie sich, alles aufzuessen.

Was sagen Sie? Mögen Sie nicht? Können Sie gar nicht?

Menschen, die nicht nach Nahrung süchtig sind, können keine 10 000 Kalorien essen. Es geht aus physiologischen Gründen nicht. Aber wie bei jeder Sucht steigt die Toleranz für den Suchtstoff. Das heißt beispielsweise bei Alkohol, dass man regelmäßig die Dosis erhöhen muss, um sich wieder ein bisschen wohl zu fühlen. Das ist ein bekanntes Phänomen. 10 000 Kalorien bedeuten, dass die Toleranz schon sehr hoch ist. Mit Essen als Energieträger hat das nichts zu tun.

Wenn man mehr als eine Mahlzeit auslässt, beginnt der Körper, den Blutzuckerspiegel mittels der Hormone der Bauchspeicheldrüse (vor allem Glucagon) zu stabilisieren. Wenn der Insulinspiegel gemeinsam mit dem Blutzuckerspiegel absinkt, steigt der Spiegel des Insulinantagonisten Glucagon an. Ein hoher Glucagonspiegel fördert die Umwandlung von Fetten in freie Fettsäuren und die Verwertung freier Fettsäuren als Energiequelle sowie die Umwandlung von Glycogen in Glucose. Das bedeutet nichts anderes als das: Bei einem gesunden Menschen ist die Leber fähig, den Blutzuckerspiegel stabil zu halten, auch wenn man Mahlzeiten auslässt. Erst in akuten und langwierigen Notzeiten versagt dieser Mechanismus.

Bei der klassischen Bulimie wird nicht lange genug gehungert, als dass der durch Fasten abgesunkene Blutzuckerspiegel das Ausmaß der Attacken erklären könnte. Zudem treten auch sehr häufig dann Attacken auf, wenn ganz normal zu Mittag gegessen wurde.

Wenn es nicht das Fasten ist, was den Blutzuckerspiegel zu tief absacken lässt, dann ist es auch nicht die im Dienste des Schönheitsideals ausgeübte Kontrolle, die Bulimie verursacht.

Gleich ganz versagt diese Erklärung übrigens beim Phänomen Magersucht.

Auch die Anweisung, ganz entspannt die Kontrolle aufzugeben und einfach mal zu essen, was einem so schmeckt, funktioniert wegen des Konditionierungsprozesses nicht. Man hat, wenn der Appetit über lange Zeit hinweg in die falsche Richtung gelenkt wurde, mehr Lust auf schädliche als auf nicht schädliche Lebensmittel. Gibt man ganz entspannt die Kontrolle auf, hat man erstens ungebremsten Appetit auf Suchtstoffe und zweitens nicht automatisch alle Nährstoffe zur Verfügung, die man braucht. Wenn nur 9 Prozent des täglichen Kalorienbedarfs mit Zucker oder Schokolade gedeckt werden – und das sind nur 180 bis 200 Kalorien, also ein Riegel –, hat man nicht mehr genügend Appetit auf nährstoffreiche Lebensmittel. Hinzu kommt, dass die meisten unserer Lebensmittel nährstoffarm sind, Sucht erzeugen und Heißhungerattacken begünstigen. Das führt zur nächsten Legende.

6. Legende:
Wenn eine bulimische Frau die Kontrolle aufgäbe und mit dem Erbrechen aufhören würde, hätte sie auch keine weiteren Heißhungerattacken mehr.

An der „Restraint-Eating"-Theorie, also an der Vorstellung, dass die Kontrolle letztlich die Attacken auslöst, orientieren sich die meisten Heilungsansätze. Entsprechend dieser Theorie ist das Therapieziel die Aufgabe der Kontrolle des Essverhaltens während des Tages. Das soll dazu beitragen, den Teufelskreis aus Essen und Erbrechen so zu überwinden, dass die Frau an Hunger und Sättigung orientiert isst und ihr individuelles Normalgewicht erreicht. Sie soll also eine „normale“ Ernährung riskieren – einschließlich der Möglichkeit, zu viel zu essen und dann trotzdem nicht zu erbrechen und keine Kontrollmechanismen wie Hungern oder Abführmittel mehr einzusetzen.

Man versichert ihr, dass sie, wenn sie die Kontrolle aufgäbe, genügend essen würde, um nicht mehr unterzuckert zu sein, und daher auch keine Attacken mehr hätte.

Erstens ist nicht gesagt, dass jemand, der „normal“ isst, auch alle Makronährstoffe, Vitamine, Mineralstoffe und Spurenelemente mit der Nahrung aufnimmt, die er für einen stabilen Serotoninaufbau braucht. Das gilt auch für „normale“ Menschen, die häufig unter ihren Ernährungsfehlern leiden, ohne eigentlich zu wissen, was ihre Depression auslöst.

Der Ratschlag an eine schwer bulimische Frau, einfach so mit dem Erbrechen aufzuhören und die Kontrolle aufzugeben, ist medizinisch und psychologisch nur dann zu verantworten, wenn man garantieren kann, dass nach wenigen Tagen des normalen Essens und ohne Erbrechen die Attacken tatsächlich aufhören – dass die Frau also ohne Erbrechen tatsächlich nur 2 oder 3 Kilo zunehmen würde. Dafür braucht sie aber eine gewisse Vorbereitungszeit und sehr genaue Informationen, was sie zu welchen Zeiten essen muss. Wenn man ihr diese nicht geben kann, weil nämlich die angewandte Theorie über Hunger und Sättigung möglicherweise falsch ist, mutet man der betroffenen Frau zu, unter Umständen 30, 40 oder 50 Kilo zuzunehmen. Damit ruiniert man ihre Gesundheit und ihr soziales Leben und hat als Therapeut sicher mit einer schweren Depression als Folgeproblem zu kämpfen – und als Arzt dafür gesorgt, dass sich die Lebenszeit der Betroffenen, statistisch gesehen, signifikant verkürzt.

Selbstverständlich muss bei Bulimie das Ziel jeder Therapie sein, dass das Erbrechen aufhört. Ich bin jedoch der Überzeugung und finde dies durch meine Erfahrung bestätigt, dass die betroffenen Frauen sehr gerne und sofort mit dem Erbrechen aufhören, wenn sie keine Attacken mehr erleben. Es wird manchmal behauptet, bulimische Frauen würden *gern* erbrechen. Ich habe noch nie eine solche Frau kennengelernt. Alle, mit denen ich gesprochen habe, litten zutiefst unter ihrer Krankheit. Aber auch Schmerzreize provozieren eine Ausschüttung von Serotonin und Beta-Endorphin – aus diesem Grunde können Schmerzen milde euphorisierend wirken. Daher berichten manche Betroffene, dass ihnen das Erbrechen eine gewisse Erleichterung bringt, was aber nicht bedeutet, dass sie wegen des Erbrechens essen oder dass sie Spaß an der Angelegenheit haben.

Das bedeutet: Der Ansatzpunkt für die Heilung von Bulimie liegt nicht darin, eine Frau zu motivieren, das Erbrechen aufzugeben, sondern darin, etwas anderes zu erreichen, nämlich dass sie die Heißhungerattacken nicht mehr erlebt bzw. lernt, wie sie ihren Serotoninspiegel durch weniger selbstdestruktive Methoden hebt. Der Fokus der Therapie sollte meiner Meinung nach auf den Attacken und nicht auf dem Erbrechen oder einer Revision des Schönheitsideals liegen. Wenn eine Frau, die jahrelang unter Bulimie gelitten hat, plötzlich erheblich weniger Attacken erlebt, steigt meiner Erfahrung nach ihr Selbstbewusstsein so sehr, dass sie auch bereit ist, das Schönheits-ideal zu relativieren. Wenn man ihr aber dieses Ideal „wegnimmt“, bevor sie aufhören kann, und sie nach wie vor jeden Tag Attacken erlebt, wird sie diesem Versuch hartnäckigen Widerstand entgegensetzen.

Überdies gibt es sehr viele Frauen – und ich habe mehr als eine davon kennengelernt –, die keinesfalls den Tag über fasten, sondern ausreichend essen und trotzdem unter Attacken leiden. Hier wird meistens als Erklärung angenommen, dass Bulimie „benutzt“ wird, um Spannungsgefühle und Angst zu mildern. Das stimmt, erklärt allerdings noch nicht, wieso dann unter Umständen 9 000 Kalorien verzehrt werden oder woher die Fähigkeit kommt, dies überhaupt zu tun.

7. Legende:
Wenn die Energiereserven nach einer Mahlzeit wieder aufgefüllt wurden, fühlt man sich satt. Es gibt immer ein Sättigungsgefühl, für jeden und für alle – ein Sättigungsgefühl, das man nur wieder lernen muss, wahrzunehmen.

Die meisten Menschen nehmen an, dass das Sättigungsgefühl dadurch eingeleitet wird, dass man „genug" gegessen hat, das heißt, die zwischen den Mahlzeiten verbrauchten Energiereserven sind wieder aufgefüllt und der Blutzuckerspiegel ist über einen bestimmten Sollwert gestiegen. Dieser Anstieg des Blutzuckerspiegels soll ein Sättigungsgefühl auslösen, und wenn dieses wahrgenommen wird, ist man in der Lage, sich entsprechend zu verhalten und so seine Fettreserven konstant zu halten – auf deutsch: nicht zuzunehmen.

Die Legende vom fehlenden Sättigungsgefühl ist eine der unsinnigsten. Der Körper belohnt alle Tätigkeiten, die zum Überleben des Einzelnen oder der Art vonnöten sind, mit Glücksgefühlen. Das soll sicherstellen, dass wir genügend essen, trinken und Sex haben. Der gehirneigene Mechanismus, der dafür sorgt, dass man Glücksgefühle empfindet, kann aber durch Drogen getäuscht werden. Alle Drogen tun das – auf sehr verschiedenen chemischen Wegen – sie spiegeln uns vor, dass wir etwas physiologisch Sinnvolles getan hätten, und „schenken" daher ein bisschen Glück. Zwar ist das falsches Glück mit einem hohen Preis, aber dieses Glück ist die Voraussetzung für Sucht. Genauso gut könnte man versuchen, jemanden vom Alkoholismus zu heilen, indem man ihm klarmacht, er müsste wieder spüren lernen, wann er keinen Durst mehr hat.

Die meisten bulimischen Frauen fühlen und wissen, dass sie satt sind und keine weitere Nahrung mehr benötigen, essen aber trotzdem weiter, und zwar um des Glücksgefühls willen (Wie dieses entsteht, wird in Kapitel 3 dargestellt.).

8. Legende: Eine bulimische Frau weiß nicht mehr, wie viel Nahrung sie wirklich braucht. Sie muss wieder lernen, zu wissen, wie viel Nahrung sie braucht.

Anna war drei Monate in einer Essklinik, in der man ihr mühsam beigebracht hat, regelmäßig zu essen. Sie lernte sich wieder mit Torte anzufreunden, aß eine vordefinierte Kalorienzahl und wurde darauf trainiert, wieder alles essen zu können, Schokoriegel, Spaghetti, also genau das, wovor sie vorher so große Angst hatte. Die Therapie war erfolgreich, sie aß am Schluss regelmäßig und sprach über ihre Gefühle.

Dann fuhr sie nach Hause – und schon kam die Bulimie zurück. Sie wusste nicht mehr, was sie essen sollte und wie viel pro Mahlzeit, plötzlich war das ganze erlernte Wissen weg. Sie aß tagsüber nichts und bekam abends Attacken. Bald darauf allerdings fuhr sie 4 Wochen nach Griechenland und lag in ebendiesen 4 Wochen in der Sonne. Ihr Problem war wie weggeblasen. Sie wusste ganz genau, wie viel sie essen durfte, sie hatte keine Heißhungerattacken und aß normal. Ihre Therapeuten wären entzückt gewesen. Allerdings, als sie nach Hause kam, kam die Bulimie zurück ...

Eine Erklärung ist die, dass Anna zu Hause emotionalen Triggern ausgesetzt ist, die es in der Essklinik und im Urlaub nicht gab. Die andere dagegen ist die, dass Sonnenlicht den Serotoninspiegel steigert und dass der hohe Serotoninspiegel – zusammen mit der entstressenden Wirkung des Urlaubs – prompt die Essstörung außer Kraft setzte. Das bedeutet, wenn es gelingt, den Serotoninspiegel zu steigern und den Cortisolspiegel zu senken, dann hat auch der Heilungsprozess eine Chance.

Das Beispiel macht jedoch eines deutlich: Es handelt sich bei Bulimie weder um die kognitive Unfähigkeit zu wissen, was man essen darf, noch um die Unfähigkeit seinen Hunger zu spüren.

Das führt zur nächsten Legende.

9. Legende:
Bulimie ist eine Frauenkrankheit.

Auch in diesem Buch wird so getan, als hätten nur Frauen Bulimie. Der Autorin ist bewusst, dass das nicht stimmt. Es gibt Schätzungen, wonach fast ebenso viele Männer unter Bulimie leiden wie Frauen. Nur – die Autorin hat noch nie mit einem Mann in der Therapie gesprochen, also kann sie nicht darüber schreiben.

Fast alle Bücher über Bulimie zeigen eine hübsche junge Frau auf dem Titel, die verträumt und sehnsüchtig in die Ferne schaut – vielleicht in eine bessere Zukunft. Wenn kein Model auf dem Titel ist, ist es eine Waage mit zwei Frauenfüßen. Ungeachtet der Tatsache, dass wahrscheinlich mehr Frauen unter einem Gewichtsproblem leiden, haben mehr Männer als Frauen Übergewicht.

Aber bei Frauen ist der Serotoninspiegel insgesamt instabiler, deshalb neigen sie auch mehr zum Konsum von Süßigkeiten.

Fast alle Erklärungsmuster – wie z.B. dass die Gründe sich hauptsächlich um das weibliche Schönheitsideal drehen – sind auf Frauen zugeschnitten. Warum sollte ein Mann erst essen und dann erbrechen, wo er doch gar nicht so dünn sein muss wie Anna?

Ganz einfach: Auch das männliche Gehirn reagiert auf Zucker und Weißmehl. Es ist auch Männern nicht mehr erlaubt, beliebig zuzunehmen. Es gibt auch Männer mit einem niedrigen Serotoninspiegel und allzu hohem Cortisolspiegel. Bulimie ist keine Frauenkrankheit, sie wurde von sehr männlichen Römern bekanntermaßen „erfunden", aber Bulimie wird ausschließlich als Frauenkrankheit wahrgenommen und als Frauenkrankheit erklärt. Das ist falsch, es ist aber erst zu ändern, wenn genügend Männer sich zu ihrer Krankheit bekennen.

10. Legende:
Ein psychisch gesunder Mensch kann alles essen und wird nicht dick. Wer nicht alles essen kann und dick wird, ist folglich psychisch nicht gesund.

Die Heilungsutopie für Essstörungen ist nach Auffassung der meisten Experten ein ungestörtes Essverhalten, wie es beispielsweise von den Ärzten Cuntz und Hillert in ihrem Buch über Essstörungen folgendermaßen definiert wird: „Bei ungestörtem Essverhalten wird die Nahrungsaufnahme ohne bewusste Einflussnahme so gesteuert, dass die Energiebilanz zwischen Kalorienaufnahme und Kalorienverbrauch ausgeglichen bleibt und die Fettvorräte des Körpers konstant bleiben."

Da so manches Schicksal davon abhängt, ist es an dieser Stelle vielleicht angebracht, zu fragen, ob es jemals einen gesunden oder normalen Appetit gegeben hat, bei dem man alles essen konnte, ohne süchtig oder krankhaft übergewichtig zu werden, und wenn ja – unter welchen Bedingungen gab es ihn?

Die Antwort ist eindeutig: Ja, diesen Appetit gab es einst, und es gab auch im Sinne der obigen Definition psychisch gesunde Menschen. Schon seit 10 000 Jahren, seit Beginn des Ackerbaus, gibt es ihn nicht mehr, aber in den Jahrmillionen davor, ja, da gab es ihn. Der Steinzeitmensch war in der Lage, seine Nahrungsaufnahme ohne bewusste Einflussnahme so zu steuern, dass seine Fettreserven weitgehend konstant blieben. Schon wenige Jahre nach Beginn des Ackerbaus allerdings wurde die Menschheit nachweislich krank – und süchtig. Gleichzeitig setzte das Interesse an einer bewussten Einflussnahme auf die aufgenommene Nahrungsmenge ein. Alle Hochkulturen haben Ernährungsratschläge entwickelt, und in allen Hochkulturen hatte die Oberschicht, der genügend süße und fette Nahrungsmittel zur Verfügung standen, Zahnprobleme, wurde übergewichtig und bekam Diabetes. Sehr bald, nachdem der Mensch die Kontrolle über die verfügbare Nahrung übernommen hatte, funktionierte sein Appetit anscheinend nicht mehr richtig.

Irgendetwas muss schiefgegangen sein.

Anna, so lernten wir, ist gesund, wenn sie ohne bewusste Einflussnahme so essen kann, dass ihre Fettreserven konstant bleiben. Bleibt also die Frage, wie man sich in der Steinzeit ernährte und was der Unterschied zu den Ernährungsformen seither ist. Das könnte entsprechende Hinweise darauf geben, was gesund ist und was nicht.

3. Kapitel
Wann und wie entsteht Sucht?

„Sucht“ (oder korrekt lt. Weltgesundheitsorganisation, WHO, „Abhängigkeit“) wird im Allgemeinen als ein Zustand definiert, in welchem jemand eine Droge weiterhin konsumiert, obwohl er mittlerweile festgestellt hat, dass dieses Verhalten seiner Gesundheit und seinen sozialen Kontakten bzw. seinem Berufsleben schadet, und in welchem mehrere Versuche des Betroffenen, mit dem Konsum dieser Droge aufzuhören, gescheitert sind. Ein wichtiges Merkmal ist der Kontrollverlust. Man nimmt sich vor, morgen mit dem Rauchen aufzuhören, und schafft es nicht. Ein Alkoholiker trinkt schon mittags, obwohl er es bewusst nicht will, und „muss“ dann weitertrinken, bis die Flasche leer ist und er umfällt. Das Gleiche gilt für den Zuckerkonsum. „Ich stehe neben mir und sehe mich essen, ich schäme mich, ich bin längst satt, aber ich esse drei Stück Kuchen“, sagt Anna. Einige Frauen essen fünf Tafeln Schokolade.

Der Sucht geht in aller Regel eine Phase voraus, in der jemand eine Substanz zwar missbraucht, aber noch nicht wirklich von ihr abhängig ist, d.h. der völlige Kontrollverlust ist noch nicht eingetreten. Missbrauch heißt, dass jemand Alkohol trinkt, nicht des Genusses wegen, sondern um seine Stimmung zu manipulieren, wenn er oder sie gestresst, deprimiert oder ängstlich ist. Der Übergang zwischen normalem Konsum und Missbrauch ist fließend. Das Gleiche gilt für den Konsum von Zucker. Wer nach einem erlesenen Menü ein ebenso erlesenes Dessert genießt, und das einmal pro Monat, konsumiert Zucker um des Genusses willen und ist nicht süchtig. Wer jeden Tag eine Tafel Schokolade braucht, weil er sich sonst mies fühlt, missbraucht Zucker. Wer fünf Tafeln isst, weil er einfach nicht mehr aufhören kann, und wer auch nicht kontrollieren kann, wann er damit anfängt, ist süchtig. Das gilt auch, wenn jemand den ganzen Abend Brötchen isst, obwohl er es nicht will, endlos Kartoffelchips knabbert usw. Anders als bei Alkohol oder Nikotin kann man der Droge „Zucker“ kaum entgehen, wenn man seine Nahrung nicht sehr bewusst auswählt. Ein weiterer Unterschied zum Alkohol oder Nikotin ist: Für diese Substanzen existieren Schutzgesetze für Kinder und Jugendliche. Wer einem Zweijährigen einen Schnaps verabreicht und dabei erwischt wird, dem wird recht bald das Kind weggenommen. Wer seinem Kind immer dann einen Riegel Kinderschokolade in die Hand drückt, wenn es brüllt, gilt laut Werbung als gute Mutter. Zucker ist *die* Einstiegsdroge für Kinder.

Ob man süchtig ist, merkt man, wenn man versucht, die Droge wegzulassen. Wenn dann Entzugssymptome auftreten, z.B. Kopfschmerzen, Stimmungsschwankungen, Depressionen, Irritierbarkeit und Müdigkeit, ist das ein deutliches Anzeichen dafür, dass man körperlich abhängig ist. Wenn man dann wieder Zucker isst und die Symptome verschwinden auf magische Weise, ist das ein sicheres Zeichen für körperliche Abhängigkeit.

Frauen, die Bulimie praktizieren, sind von Zucker, Fett und Weißmehl abhängig, und zwar sowohl körperlich als auch psychisch. Sie benutzen sie als Stimmungsmacher und werden, genau wie bei Alkohol, irgendwann auch körperlich süchtig. Aber, so wird sich manche und mancher fragen, wie kann es denn sein, dass man als bulimische Frau vom Zucker abhängig wird? Er wird doch erbrochen und gar nicht richtig verdaut? Das führt zu der Frage:

Welchen Sinn macht Bulimie?

Einer der Hauptgründe, warum die Krankheit „Bulimie“ lange so schlecht verstanden worden ist, liegt darin, dass den Behandlern und Autoren lange Zeit nicht deutlich war, welchen Sinn Bulimie eigentlich hat. Nach außen hin wirkt das Verhalten erst einmal pervers: Jemand isst große Mengen, die er anschließend – häufig unter Schmerzen – wieder erbricht. Wie soll man das schon deuten? Selbst die Betroffenen empfinden ihr Verhalten ja letztlich als unangemessen und beschämend. Und so kam es zu mehr oder minder hilflosen Erklärungen wie „Die Wut wird geschluckt“ oder „Masochismus“. Diese Erklärungen sind letztlich nichts weiter als psychologische Metaphern, manchmal (aber keinesfalls immer) treffen sie sogar den Randbereich des Problems. Für Bulimie gibt es jedoch eine sinnvolle Erklärungsmöglichkeit, die sogar den Vorteil hat, dass sie einen Ansatzpunkt für Interventionen bietet.

Bulimisches Verhalten hat das Ziel, über die Manipulation des Blutzuckerspiegels mittels hoher Dosen von Zucker und Fett den Serotoninspiegel zu manipulieren. Ausgelöst wird dieses Verhalten durch das depressive Gefühl, das entsteht, wenn der Serotoninspiegel und auch der Dopaminspiegel zu niedrig werden. Dies wiederum kann durch einzelne stressige Ereignisse ausgelöst werden, durch bestimmte Gefühle oder sogar einfach durch die Tageszeit. Denn der Serotoninspiegel schwankt natürlicherweise im Laufe des Tages und diese Schwankungen können Attacken mit auslösen. Entscheidend ist es, zu wissen, dass diese Manipulation des Serotoninspiegels gelingt, und zwar auch dann, wenn das Essen wieder erbrochen wird. Warum das aus physiologischen Gründen so ist, wird in Kapitel 5 erklärt. Wenn man dies in Betracht zieht, wird deutlich, warum Zucker auch dann zu Glücksgefühlen und zur Sucht führen kann, wenn er nicht vollständig verstoffwechselt wird. Damit macht Bulimie genauso viel „Sinn“ wie der Konsum jeder anderen Droge auch. Es handelt sich letztlich um das Bedürfnis, sich mittels einer Droge Glücksgefühle zu verschaffen oder drohende Entzugserscheinungen zu mildern.

„Wenn mir das jemand erklärt hätte“, sagt Janine zu mir, „ich hätte nie angefangen. Ernährungslehre sollte es in der Schule geben.“

Für Sucht gibt es zahlreiche Ursachen. Psychische wie körperliche. Aber trotz intensiven Suchens hat man keine einheitliche Suchtpersönlichkeit gefunden, genauso wenig wie „den" einen Grund. Jedoch werden mehr und mehr Erkenntnisse deutlich, die den bisherigen Annahmen zuwiderlaufen. Bisher nahm man nämlich weitgehend an, Sucht hätte rein psychische Ursachen.

Einer der größten Fehlschlüsse menschlicher Logik ist folgende Vorannahme: Psychologische Probleme, seien sie durch Verhalten oder Intelligenz beeinflusst oder auf der Basis einer schwierigen Kindheit entstanden, werden durch psychologische Faktoren beeinflusst und sollten psychologisch behandelt werden. Physiologische Probleme hingegen würden durch physiologische Faktoren bedingt und müssten mittels Medikamenten oder verbesserter Ernährung behandelt werden. Natürlich müssen psychologische Probleme auch psychologisch behandelt werden, aber ebenso wie körperliche Probleme häufig „psychosomatisch" sind, können psychische Probleme das Resultat körperlicher Mangelzustände sein.

Sucht entsteht im Gehirn. Es gibt Suchtstoffe wie Nikotin, Alkohol oder Zucker und es gibt ein „süchtiges Gehirn". Beide müssen zusammentreffen, damit Sucht entsteht. Es gibt nicht die „Suchtpersönlichkeit", zu viele verschiedene Menschen mit zu verschiedenem Hintergrund leiden unter Süchten, erfolgreiche, gescheiterte, arme, reiche. Solche mit traumatischem Hintergrund und solche aus heilen Familien. Aber eines haben sie alle gemeinsam: Die biochemische Konfiguration eines süchtigen Gehirns.

4. Kapitel
Das süchtige Gehirn

Ein süchtiges Gehirn ist eines, in welchem die Balance zweier Botenstoffe gestört ist.

Im Falle der Sucht sind zwei Transmitter besonders beteiligt: Serotonin, ein hemmender Botenstoff, und Dopamin, ein aktivierender Botenstoff.

Man tendiert zu süchtigem Verhalten, wenn entweder der Serotoninspiegel niedrig und der Dopaminspiegel hoch oder der Serotoninspiegel niedrig und der Dopaminspiegel auch niedrig ist.

Was sind eigentlich Botenstoffe

Der folgende Abschnitt kann von denen, die sich schon ganz gut in Biochemie auskennen, übersprungen werden. Auch wer sich nicht auskennt, die Erklärungen aber zu schwierig findet, kann ihn überspringen. Für das Verständnis des weiteren Textes ist er zwar spannend, aber nicht entscheidend.

Neurotransmitter, Neuropeptide, Neurohormone, Hormone usw. kann man unter dem Begriff „Botenstoffe“ zusammenfassen, denn sie alle übermitteln im Gehirn und im Körper Informationen. Neurotransmitter sind Botenstoffe, die Nachrichten zwischen zwei Nervenzellen übertragen.

Im Gehirn existieren Milliarden von Nervenzellen – kein Forscher weiß exakt, wie viele es genau sind. Zwischen diesen Nervenzellen gibt es Trillionen von Verbindungen. Jede Nervenzelle hat mehrere „Arme“, so genannte Dendriten, und einen etwas längeren Fortsatz, Axon genannt. Mit Hilfe dieser Fortsätze kommuniziert die Nervenzelle mit anderen Nervenzellen. Das Axon ist der Sender der

Nervenzelle, die Dendriten sind die Empfänger. Über das Axon, den Sender der Nervenzelle, werden Signale bis in weit entfernte Gebiete im Gehirn zu anderen Nervenzellen weitergegeben.

Die Signalübertragung geschieht in Form von so genannten Aktionspotenzialen: Jeder Gedanke, alles, was man als Emotion empfindet, jede Intuition, wird in elektrische Signale umgewandelt. Alles, was ein Mensch sieht, hört, fühlt und schmeckt, wird zu elektrischen Signalen, die durch das Nervensystem im Körper und im Gehirn rasen.

Die Empfänger für diese Impulse sind die Dendriten der anderen Nervenzelle. Dendriten kann man sich wie Ausstülpungen aus dem Zellkörper vorstellen. Während eine Nervenzelle nur ein Axon als Sender hat, das sich allerdings an seinem Ende stark verzweigen kann, hat sie manchmal wenige, manchmal überaus viele Empfänger, also Dendriten. Ein Neuron hat immer nur einen Sender, aber viele verschiedene Empfänger. Der Sender allerdings kann, wenn er sich am Ende verzweigt, viele andere Zellen erreichen, und die Empfänger können von vielen anderen Zellen Informationen empfangen.

Der synaptische Spalt

Nervenzellen sind nicht miteinander verschaltet wie elektrische Drähte. Zwischen Sender und Empfänger befindet sich ein winziger Spalt. Dieser Spalt muss „irgendwie" überwunden werden – daher wird zwischen zwei Nervenzellen der elektrische Impuls in ein chemisches Signal umgewandelt. Diese chemischen Signale sind die Neurotransmitter. Von der Art des Gedankens oder des Signals hängt ab, welches elektrische Signal in welchen Transmitter umgewandelt wird. Die Kommunikation zwischen zwei Nervenzellen vollzieht sich also abwechselnd chemisch und elektrisch.

Innerhalb des synaptischen Spaltes läuft die Kommunikation auf folgendem Wege ab: Die Sender- und die Empfängerzelle haben

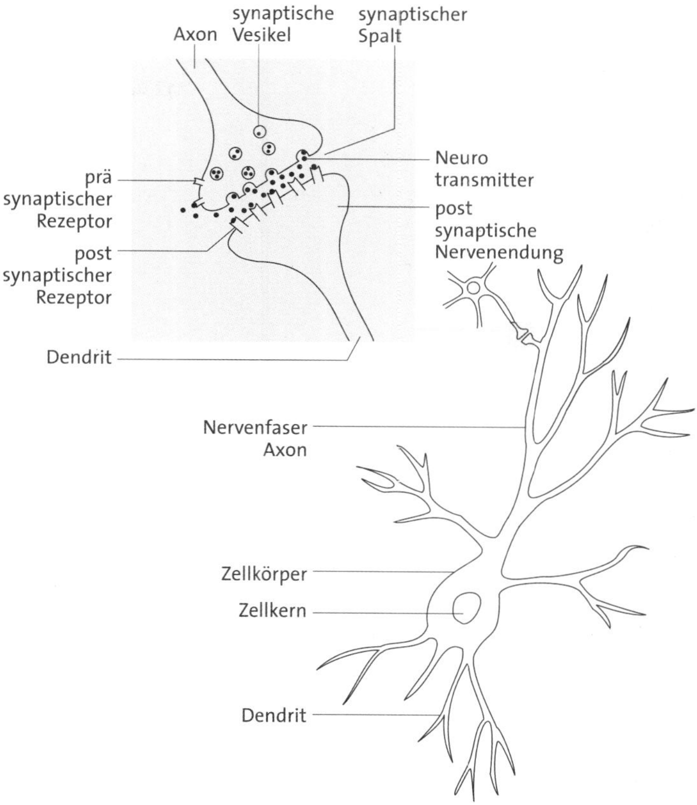

Kommunikation zwischen zwei Neuronen

jeweils am Ende kleine Ausstülpungen, in denen Neurotransmitter aufbewahrt und „losgeschickt“ werden. Diese Ausstülpungen sind hochkomplizierte, winzig kleine Organe, richtige Wunderwerke der Natur, und heißen Synapsen.

Wenn ein Impuls am Ende eines Axons ankommt, schüttet die Synapse des Senders Botenstoff aus, und durch den Spalt schwimmt dieser Botenstoff zur Synapse der Empfängerzelle. Die von der Sender-Synapse ausgeschüttete Menge des jeweiligen Transmitters entspricht der Intensität, mit der die sendende Nervenzelle feuert. Wenn ein Neuron stark feuert, wird am Ende des Axons mehr Transmitter ausgeschüttet, wenn es nur wenig feuert, wird auch nur wenig Transmitter gebraucht. An der gegenüberliegenden Seite wird der Botenstoff durch so genannte Rezeptoren eingefangen.

Rezeptoren

Die gegenüberliegende Nervenzelle hat an den Synapsen ihrer Dendriten Rezeptoren, an denen der Botenstoff andocken kann, so wie ein Schlüssel in ein bestimmtes Schloss passt. Wenn der Botenstoff angedockt hat, ist die Botschaft überbracht.

Erst durch das Zusammenwirken von Rezeptor und Transmitter entsteht die Nachricht – der Transmitter allein ist also nicht die Botschaft. Ein bestimmter Transmitter kann nur an den für ihn passenden Rezeptor andocken. Wenn Transmitter und Rezeptor zusammengetroffen sind und eine Botschaft entstanden ist, wird die Zelle zu irgendeiner Reaktion veranlasst. Sie könnte ein Aktionspotenzial weitergeben, sie könnte feuern, sie könnte auch gehemmt werden und gerade nicht feuern.

Man nimmt heute an, dass weit verstreute Zellgruppen und Gehirnteile in Netzwerken zusammenarbeiten, um ein Verhalten, ein Gefühl, einen Gedanken hervorzubringen. Durch das System der auf bestimmte Transmitter spezialisierten Neurone und der dem Transmitter zugeordneten Rezeptoren werden die Netzwerke gebildet, die zusammenarbeiten sollen. Man kann es sich vorstellen wie das Telefonnetz: Es käme zu keiner Kommunikation, wenn nicht Sender und Empfänger durch eine bestimmte Nummer miteinander verbunden wären. Neurotransmitter mit ihren Rezeptoren sorgen dafür, dass die „richtigen" Neurone miteinander verbunden sind, um die zahlreichen Informationen zu integrieren, die gebraucht werden, damit am Ende der Verhaltensoutput für den Organismus günstig ist. Transmitter verbinden verschiedene Gehirnteile zu so genannten Netzwerken.

Wenn die Kommunikationssignale, die Neurotransmitter, nicht zur Verfügung stehen, können sich die verschiedenen lokalen Netzwerke des Gehirns nicht mehr miteinander abstimmen. Die Folge sind kognitive und emotionale Fehleinschätzungen und entsprechend veränderte oder gestörte Verhaltensmuster.

Einige Neurotransmitter übertragen nicht nur einfach Signale wie ein Telefon, sie beschleunigen oder verlangsamen auch die Frequenz, mit der das Empfängerneuron feuert. Diese Neurone geben ihre Botenstoffe in den Raum zwischen den Zellen ab, wo sie die Wirkung andere Neurotransmitter beeinflussen. Daher heißen diese Botenstoffe auch Neuromodulatoren.

Das Wechselspiel zwischen Signalübertragung und Modulation der Signalübertragung macht eine flexible Anpassung an die Umgebung, in der ein Mensch lebt, möglich. Denn dadurch kann das Verhalten, mit dem er auf diese Umgebung reagiert, je nach Notwendigkeit beeinflusst werden. Sind in einer bestimmten Umgebung sehr viele hemmende Signale notwendig, kann dies durch Transmitter beeinflusst werden. Wenn es dagegen günstig ist, dass sehr viele aktivierende Signale entstehen, kann dies ebenfalls durch Transmitter moduliert werden. Gäbe es im Gehirn nur einfach elektrische Drähte wie beim Stromkreislauf, die fest verschaltet sind, dann könnte es nur eine einzige „verdrahtete" Reaktion geben, und wenn diese nicht mehr günstig wäre, ständen dem Individuum keine Anpassungsmöglichkeiten zur Verfügung. Es würde – in einer natürlichen Umwelt – aussterben.

Die Effizienz der Signalübermittlung zwischen einzelnen Neuronen hängt nicht nur von der Menge des verfügbaren Botenstoffes ab, sondern eben auch davon, wie viele Rezeptoren sich auf den verschiedenen Synapsen angesiedelt haben.

Je nachdem, wie viel Transmitter zur Verfügung stehen, kann die Zelle die Zahl der Rezeptoren für einen bestimmten Botenstoff herauf- oder herabsetzen und damit den Transmitter entweder intensiv oder weniger intensiv „nutzen". Wenn die Zahl der Rezeptoren heraufgesetzt wird, nennt man das „Up-Regulation", wird sie herabgesetzt, „Down-Regulation". Wenn das Gehirn plötzlich längerfristig mit einem Transmitter überschwemmt wird, regelt es die Zahl der Rezeptoren herunter, so dass der Transmitter weniger wirksam wird. Umgekehrt gilt: Wird über einen längeren Zeitraum eine geringe Menge eines Transmitters ausgeschüttet, erhöht das Gehirn die Zahl der Rezeptoren, um noch das letzte Restchen Transmitter auszunutzen, und so potenziert sich die Wirkung des jeweiligen Transmitters.

Wiederaufnahme

Wenn ein Botenstoff – unter diesem Oberbegriff fassen Neurowissenschaftler Neurotransmitter, Neuropeptide und Hormone zusammen – an einen Rezeptor andockt, entsteht eine Art chemische Verbindung. Würde er dort nun einfach kleben bleiben, wäre der Rezeptor blockiert, der Kommunikationskanal verstopft und die Nachricht könnte nur einmal überbracht werden: Die Synapse wäre sozusagen ausgeschaltet. Deshalb gibt es Enzyme, die die Botenstoffe wieder von ihren Rezeptoren ablösen. Zwei Mechanismen beenden die Verbindung zwischen Botenstoff und Rezeptor: Die Wiederaufnahme und der enzymatische Abbau. Wiederaufnahme bedeutet, dass der Botenstoff erst vom Rezeptor abgelöst und dann

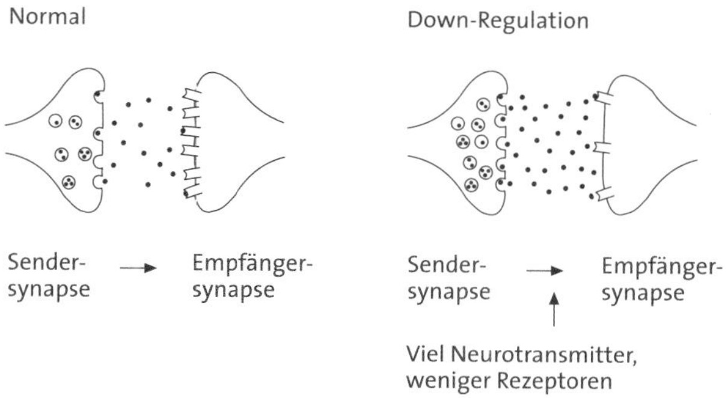

Wenn viel Botenstoff von der Sendersynapse ausgeschüttet wird, regelt die Empfängerzelle die Zahl der Rezeptoren auf den Empfänger-synapsenherunter. Das bedeutet, der Botenstoff wirkt nicht so intensiv.

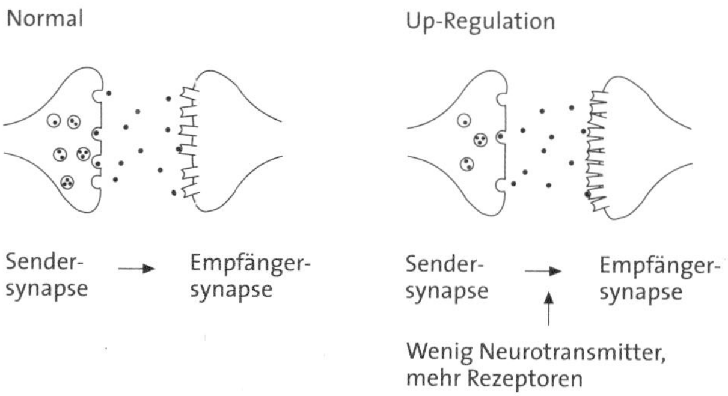

Wenn wenig Botenstoff von der Sendersynapse ausgeschüttet wird, regelt die Empfängersynapse die Zahl der Rezeptoren auf den Empfängersynapsen herauf. Das bedeutet, der Botenstoff wirkt intensiver.

Up- und Down-Regulation

in die Speicherbläschen der Synapse, die Vesikel, zurückgepumpt wird. Dies geschieht durch spezielle Transportmoleküle. Wenn sehr viele dieser Transportmoleküle vorhanden sind, wird sehr schnell sehr viel Transmitter zurückgepumpt. Dann arbeiten Transmitter und Synapse nicht sehr lange zusammen, und die Information wirkt nicht sehr „intensiv". Wenn weniger Transportmoleküle vorhanden sind, erhöht sich die Wirkung des jeweiligen Transmitters – es ist fast so, als wäre mehr davon vorhanden. Im Falle des Serotonins führt das zu einer raschen Stimmungsverbesserung.

Die Mehrheit der Neurotransmittermoleküle wird nach ihrer Freisetzung fast augenblicklich wieder in die präsynaptischen Endknöpfe aufgenommen (also die Synapsen der Senderzelle), erneut in Vesikel (die Speicherbläschen der Synapse) verpackt und wieder ausgeschüttet: ein Kreislauf, der sich ständig wiederholt.

Aber dabei wird nicht die vollständige Menge des ausgeschütteten Transmitters zurückgepumpt. Immer wenn Neurone aktiv feuern, geht bei der Signalübermittlung ein bisschen Neurotransmitter verloren und muss neu aufgebaut werden. Etwa 80 Prozent werden zurückgepumpt, 20 Prozent gehen verloren und werden ins Blut geschwemmt. Es handelt sich also nicht um einen völlig geschlossenen Kreislauf. Folglich muss von allen Transmittern ständig nachproduziert werden.

Synthese von Transmittern

Bei der Synthese – so nennt man die Produktion von Neurotransmittern in der Zelle – gibt es immer einen so genannten geschwindigkeitslimitierenden Schritt. Dieser geschwindigkeitslimitierende Schritt ist ein bestimmtes Enzym, im Falle des Serotonins das Enzym Tryptophan-Hydroxylase. Es kann nur so viel Serotonin nachproduziert werden, wie von diesem Enzym in der Zelle verfügbar ist, selbst dann, wenn genügend Tryptophan, der Ausgangsstoff, aus dem Serotonin hergestellt wird, vorhanden ist. Das Gehirn hält die Menge dieses Enzyms über einen langen Zeitraum hinweg möglichst stabil. Es wird also nicht beliebig schnell beliebig viel Transmitter nachproduziert. Im Falle des Serotonins wird das restliche Tryptophan einfach ausgeschieden. Man kann nicht erzwingen, dass beliebig viel mehr Serotonin über eine gewisse Grenze hinaus produziert wird. Dafür ist eine längerfristige Anpassung notwendig und das bedeutet, dass erstens stabil genügend Tryptophan mit der Nahrung aufgenommen werden muss und zweitens das Gehirn zu der „Meinung" gelangen muss, dass mehr Serotonin gebraucht wird und es daher mehr von dem Enzym Tryptophan-Hydroxylase produziert.

Dieser geschwindigkeitslimitierende Schritt ist einer der Mechanismen, mit denen das Gehirn die Reaktion auf eine gegebene Umweltbedingung stabil hält. Bei einer andauernden Belastung oder Verminderung der entsprechenden Neurone kann sich die Geschwindigkeitsfrequenz, mit der nachproduziert wird, erhöhen oder vermindern. Dies dient der Anpassung an eine bestimmte Umwelt und/oder Beziehung.

Was kann schiefgehen?

Nachrichten im Gehirn können nur von Neuron zu Neuron und nur mittels Transmittern weitergegeben werden. Während es nur eine Möglichkeit des Gelingens gibt, sind im geschilderten System zahlreiche Möglichkeiten des Misslingens möglich.

Einer der wichtigsten Gründe, warum die Nachrichtenübermittlung im Gehirn nicht funktioniert, ist folgender: Es gibt nicht genug von dem jeweils benötigten Neurotransmitter.

Ein Grund, warum ein bestimmter Botenstoff zu wenig produziert wird, ist, dass die Ausgangsstoffe für alle Neurotransmitter mit der Nahrung aufgenommen werden müssen. Das Gleiche gilt für die Vitamine und Spurenelemente, die für den Aufbau der Transmitter gebraucht werden. Wenn diese in der Nahrung fehlen, können die entsprechenden Botenstoffe nicht aufgebaut und folglich auch nicht ausgeschüttet werden.

Selbst wenn sie mit der Nahrung ausreichend aufgenommen werden, müssen sie auch noch dort ankommen, wo sie zu Transmittern verarbeitet werden, nämlich im Gehirn. Zwischen dem Blutkreislauf und dem Gehirn gibt es die so genannte Blut-Hirn-Schranke, ein Filtersystem, das die meisten Moleküle, die im Blut herumschwimmen, gar nicht passieren können. Durch diese Schranke müssen die verschiedenen Ausgangsstoffe hindurchgelangen, um überhaupt dort anzukommen, wo sie gebraucht werden. Auch dieser Vorgang wird durch Ernährung beeinflusst.

Ein dritter – und einer der wichtigsten – Gründe dafür, dass zu wenig Botenstoff zur Verfügung steht, ist, dass plötzlich mehr Botenstoff verbraucht wird, als nachproduziert werden kann: Das heißt, es wird mehr gebraucht, als der geschwindigkeitslimitierende Schritt zulässt. Das passiert vor allem dann, wenn bestimmte Neurone, z.B. bei Stress, sehr oft und sehr intensiv feuern müssen. Dann kann es zu einem Mangel an vorhandenen Transmittern kommen, und das wiederum hat Auswirkungen auf Gefühle und Verhalten.

5. Kapitel
Botenstoffe und Wahrnehmung

Serotonin und Dopamin sorgen für unterschiedliche Gefühle und Fähigkeiten. Und sie sorgen dafür, dass wir auf unterschiedliche Dinge Appetit haben. Es sind die beiden wichtigsten Botenstoffe, die unser Fühlen und Denken mitbestimmen. Ebenso bestimmen die Gefühle die Verfügbarkeit von Botenstoffen mit. Eine gestörte Balance zwischen diesen beiden Botenstoffen im Gehirn löst süchtiges Verhalten aus. Daher ist es so wichtig zu verstehen, wie diese beiden Botenstoffe funktionieren.

Schneller, höher, weiter: Dopamin

Werden wir mit einem herausfordernden mentalen oder physischen Problem oder einer bedrohlichen Situation konfrontiert – wir befinden uns beispielsweise in einem offenen Streit, werden von einem Polizeiauto gestoppt oder von einer Autorität kritisiert –, wird der Botenstoff ausgeschüttet, der uns für eine entsprechende Reaktion fit machen soll: Dopamin. Die Dopaminausschüttung ist gekoppelt an eine aufregende Aktivität wie Sex, Sport oder jegliche Form von Konkurrenzsituation.

Daher sorgt bereits der Gedanke an eine solche Situation – auch dann, wenn er uns nicht bewusst wird – dafür, dass Dopamin ausgeschüttet wird. Der Herzschlag geht sofort hoch. Die Koordination der Muskeln wird optimiert. Das bewirkt eine größere physische Beweglichkeit und die Kraft, schneller zu rennen, höher zu springen und sich mit mehr Energie zu bewegen.

Dopamin fördert nicht nur die Geschwindigkeit des Denkens und der physischen Reaktionen, sondern auch deren Präzision. Mit erhöhten Mengen von Dopamin arbeitet der Geist intensiver an der Problemlösung. Wir denken und sprechen schneller.

Wenn das dopaminerge System einmal angeworfen ist, fokussiert es die Aufmerksamkeit auf ein bestimmtes Objekt, dem man von nun an unbedingt hinterherjagen möchte. Es ist genau das Dopamin, das für den Hund das geworfene Stöckchen interessanter macht als alles andere. Für den Menschen kann es alles Mögliche sein – ein neues Auto, eine Frau, ein Mann, ein Job oder eben – eine Droge, Zucker zum Beispiel. Wenn bulimische Frauen gezielt einkaufen gehen, ist ein hoher Dopaminspiegel daran schuld. Nichts anderes wird mehr gesucht als eben jene bestimmte Kekssorte, jener Riegel, jenes Brötchen. Ein hoher Dopaminspiegel führt unter Umständen zu einer Schwarz-Weiß-Sicht: Grautöne gehen verloren. Man kann die Welt nur noch in gut und böse oder nützlich und nicht so nützlich einteilen. Nützlich oder „gut" ist das, was mich dem begehrten Objekt näher bringt. „Schlecht" oder „böse" ist, was mir das Objekt verweigert.

Alles, was eine Dopaminausschüttung bewirkt, hat im Erleben eines Menschen eine hohe Priorität.

Dopamin ist zudem notwendig, um die Reaktionen zu lernen, die für das Überleben erforderlich sind. Das heißt: Mit einem hohen Dopaminspiegel lernt man die Verbindung zwischen einem Symbol und dem gewünschten Objekt oder Gegenstand oder auch einer befreienden Lösung besonders gut. Das diente ursprünglich dazu, bereits auf den Anblick von Fußspuren einer potenziellen Beute hoch motiviert zu reagieren und loszuziehen. Heute nutzt jede Firma, die uns ihr Logo wieder und wieder vor Augen führt, diesen Mechanismus: die Assoziation zwischen Zigarette und Freiheit, zwischen Coca-Cola und Lebensfreude, zwischen Mercedes und beruflichem Erfolg.

Dopamin ist für jenen Aspekt der Sucht zuständig, der einem sagt: Ich will es haben. Es fokussiert die Aufmerksamkeit auf das gewünschte Objekt und erzeugt so Verlangen. Der Dopaminspiegel ist im Gehirn dann am höchsten, wenn wir das Gewünschte verlangen, nicht wenn wir es bekommen. Dopamin sorgt also mit für das Gefühl von Gier.

Die Gefühle und Gedanken, die ein hoher Dopaminspiegel auslöst, sind durch erhebliche Energie gekennzeichnet. Sie sind schnell und stimulierend.

Wenig Dopamin hingegen bedeutet: wenig Energie. Ein niedriger Dopaminspiegel bewirkt Depression, unklares Denken.

Daher ist ein Abfall des Dopaminspiegels auch ein ausgesprochen unangenehmes Erlebnis und die Furcht davor kann dazu führen, dass man nach stimulierenden Situationen sucht, die den Dopaminspiegel wieder anheben.

Generell sinkt der Dopaminspiegel im Laufe des Tages durch den ständigen Verbrauch, so dass auch die Konzentrationsfähigkeit am späten Abend nachlässt. Da Dopamin auch für das Ausmaß an Konzentration verantwortlich ist, das wir aufbringen können, nimmt die Konzentrationsfähigkeit tagsüber nach und nach ab, morgens dagegen sieht alles wieder anders aus, wenn man die Nacht über gut geschlafen hat.

Die Beurteilung einer Situation beeinflusst die Gehirnchemie. Die subjektive Einschätzung einer Situation, man wäre ihr hilflos ausgeliefert, beeinflusst sowohl den Spiegel von Serotonin als auch die Spiegel von Dopamin und Noradrenalin. Diese Annahme senkt beide Botenstoffe im Gehirn ab. Dieser Mechanismus tritt vor allem dann in Kraft, wenn Menschen innerhalb von sozialen Beziehungen langfristig Hilf- und Hoffnungslosigkeit erleben.

Bremse und Entschleunigung: Serotonin

Genau wie Dopamin, so beeinflusst auch Serotonin zahlreiche verschiedene Bereiche im Gehirn.

Während Dopamin den Fluss der Informationen im Gehirn erleichtert, begrenzt Serotonin diesen. Das Wechselspiel beider Transmitter bestimmt somit die Bewusstseins-„Helligkeit“, also ob wir wach und extrovertiert oder eher gedämpft und introvertiert sind. Serotonin vermindert die Fähigkeit, Assoziationen (Verbindungen) herzustellen. Zustände mit hohem Serotoninspiegel machen es schwieriger, sich an Dinge zu erinnern. Wird die gefühlsmäßige Bedeutung eines Zieles, eines Menschen, eines Besitztums, eines wie auch immer gearteten Objektes gesteigert, steigt Dopamin an. Soll die gefühlsmäßige Bedeutung irgendeines Ereignisses oder von etwas, was man sich „dringend“ wünscht, hingegen vermindert werden, muss der Serotoninspiegel steigen und der Dopaminspiegel entsprechend sinken. Im emotionalen Bereich sorgt Serotonin für angenehme und entspannende Gefühle. Es beruhigt und erzeugt Wohlgefühl („Entspanne dich, es ist alles gut!“).

Über das Gefühl von Wohlbefinden hinaus transportiert ein hoher Serotoninspiegel auch das Gefühl persönlicher Sicherheit, Vertrauen und Selbstachtung. Alle positiven Emotionen wie Zufriedenheit und Freude sind mit einem normalen bis leicht erhöhten Serotoninspiegel assoziiert.

Serotonin verstärkt Gefühle und Glaubenssysteme, die auf Optimismus, Selbstwert, Entspannung und Sicherheit beruhen.

Ist das Serotonin optimal geregelt, sind die Menschen entspannt. Sie empfinden nur sehr selten Angst und Furcht.

Entsprechend wird Serotonin immer dann ausgeschüttet, wenn der Körper das Gefühl hat, „jetzt hab ich es“. Nach dem Essen signalisiert Serotonin „satt“, nach dem Sex wird es ausgeschüttet und vermittelt ein Gefühl der Befriedigung.

Im Bereich der Wahrnehmung kann Serotonin als „Grenzsetzer“ bezeichnet werden, denn seine Aufgabe besteht nicht in der völligen Unterdrückung von Informationen, sondern allein in der Anhebung der Schwelle, bis diese Informationen bewusst werden. Somit übernimmt Serotonin eine wichtige Funktion: Es hilft, Dinge weniger bedeutsam zu machen und insofern loslassen zu können, was bei erhöhtem Dopaminspiegel sehr schwer fällt.

Ein hoher Serotoninspiegel hilft bei der Bewältigung aller stressigen Situationen, indem er die Impulskontrolle verbessert – das heißt, die eigenen Fähigkeiten stehen einem im gegenwärtigen Moment tatsächlich zur Verfügung, und man handelt lösungsorientiert.

Ein tiefer Serotoninspiegel führt dagegen dazu, dass man sich zu viele Gedanken darüber macht, was andere von einem denken, und dann den Zwang verspürt, alle Wünsche und Erwartungen sofort zu erfüllen. Wird jedoch zu viel Energie darauf verwendet, sich damit zu beschäftigen, was die anderen denken oder auch nur denken könnten, dann hat man nicht mehr die Zeit zu definieren, was man selbst möchte.

Ein niedriger Serotoninspiegel ist deshalb die Keimzelle für alle daraus resultierenden negativen Gefühlszustände. Das heißt: Je niedriger der Serotoninspiegel, desto ausgeprägter die Tendenz zu Niedergeschlagenheit und einer Verschlechterung der jeweiligen Stimmung. Ein niedriger Serotoninspiegel führt zu Depressionen, Energielosigkeit und Müdigkeit, geringer Selbstachtung, Konzentrationsstörungen, Verwirrung, Schwierigkeiten, Entscheidungen zu treffen, verminderter sexueller Lust sowie zu ausgeprägten Gefühlen von Schuld und Unwert.

Was das Phänomen der Sucht angeht, ist Dopamin wie das Gaspedal, Serotonin wie die Bremse. Wenn der Dopaminspiegel steigt, sinkt der Serotoninspiegel. Die Wahrscheinlichkeit für Suchtverhalten steigt in dem Maße, in dem der Serotoninspiegel absinkt. Denn Serotonin begrenzt bzw. stoppt normalerweise ab einem bestimmten Zeitpunkt das von Dopamin ausgelöste Verhalten. Wird beispielsweise dem Gehirn einer Ratte Serotonin entfernt, hat das Tier permanent Sex und frisst ungebremst: Die Wirkung von Dopamin wird also nicht mehr eingeschränkt. Die Ratte unterlässt ihr maßloses Verhalten auch dann nicht, wenn ein Warnzeichen für einen Schock oder sogar der Schock selbst eintritt. Drohende Bestrafung scheint ein Gehirn mit niedrigem Serotoninspiegel und zu hohem Dopaminspiegel nicht zu beeindrucken; das Dopamin setzt seinen Antrieb ungebremst fort. Das Gleiche kennt jeder von sich, der weiß, wie sehr ihm Zucker schadet, und ihn trotzdem in großen Mengen isst.

Aber nicht nur ein hoher Dopaminspiegel bringt den Serotoninspiegel zum Sinken. Der Serotoninspiegel sinkt auch, wenn der Blutzuckerspiegel nach unten schwankt, und er kann auch gleichzeitig mit dem Dopaminspiegel sinken. Das Suchtverhalten hat dann das Ziel, Dopamin und Serotonin wieder zu erhöhen. Praktisch alle Drogen haben dieses Ziel: den Dopamin- und den Serotoninspiegel wieder zu erhöhen. Einige Drogen wirken eher auf den Serotoninspiegel, andere eher auf den Dopaminspiegel, aber allen ist gemeinsam, dass sie vor allem die Verfügbarkeit von Dopamin im Belohnungssystem des Gehirns verbessern. Zucker tut beides, er hebt den Serotoninspiegel und er hebt den Dopaminspiegel. Und zwar bereits über den Geschmack, so dass der Dopaminspiegel schon dann steigt, wenn „süß“ nur geschmeckt wird.

Menschen, die süchtig sind, erleben immer nur Verlangen, aber keine Befriedigung, keine innere Ruhe – weil eben ihr Serotoninspiegel zu niedrig ist. Wirkliche Ruhe kann nur ein hoher Serotoninspiegel erzeugen.

6. Kapitel
Cortisol und Bulimie

Das „Missing Link“ zwischen Psyche und Essverhalten ist – wie bereits erwähnt – das Hormon Cortisol. Und es ist auch das „Missing Link“ bei der Erklärung für die Ursachen von Bulimie.

Die Körper, die wir heute haben, wurden vor Millionen von Jahren genetisch konstruiert. Gemacht für eine Welt, in der Menschen schnell und effektiv auf Gefahren reagieren mussten, die ihr Leben bedrohten. Das, was man heute die „Kampf-oder-Flucht-Reaktion“ nennt, war lebensentscheidend. Die Kampf-oder-Flucht-Reaktion teilen wir uns mit allen Tieren.

Der Zellbiologe Bruce Lipton beschreibt die Flucht-Kampf-Situation folgendermaßen: Die Evolution hat uns mit vielen Überlebensmechanismen ausgestattet, diese kann man in zwei funktionale Kategorien einteilen: Wachstum und Schutz. Wachstum und Schutz sind die beiden fundamentalen Verhaltensweisen, die ein Organismus braucht, um zu überleben. In mehrzelligen Organismen wird das Wachstums- bzw. Schutzverhalten durch das Nervensystem gesteuert. Zum Schutz gegen Gefahren von außen wurde die Kampf-oder-Flucht-Reaktion erfunden.

Diese Kampf-oder-Flucht-Reaktion ist ein sehr fein abgestimmter Regelkreislauf – ein Wunder der Natur, das uns über Jahrmillionen hat überleben lassen und uns nach wie vor tagsüber leistungsfähig hält. Während Tiere nur auf Stressoren von außen reagieren, reagieren Menschen auch auf Erinnerungen und Gedanken sowie auf Symbole mit Stress. Und sie reagieren (wie Tiere ebenfalls) auch auf chemische Stoffe, z.B. auf Alkohol, Nikotin oder Zucker, mit Stress. Auf das Signal „Stress“ antwortet das Gehirn immer gleich – egal, ob es sich nun um einen Säbelzahntiger, einen in allerletzter Sekunde vermiedenen Unfall, langwierige Sorgen mit Familienangehörigen, traumatische Erinnerungen, einen brüllenden Boss oder eben eine verzehrte, gerauchte, geschnupfte Chemikalie handelt: Wenn das Gehirn Stress registriert hat, handelt es. Es nimmt an, dass es jetzt am besten ist, den Menschen, wie in Urzeiten, körperlich auf Kampf oder Flucht vorzubereiten, also zu schützen. Aus diesem Grunde informiert es die Nebennierenrinde, zusätzliches Cortisol und Adrenalin auszuschütten, um zusätzliche Energie für die Stressbelastung zu generieren (Cortisol wird normalerweise sowieso den ganzen Tag über in kleinen Dosen ausgeschüttet.). Das Verfahren dazu nennt man die HHN-Achse.

Cortisol hat die Aufgabe, den Menschen körperlich für die vom Gehirn erkannte oder antizipierte Belastung fit zu machen. Cortisol versetzt den Menschen in Kampfbereitschaft: Es steigert Blutdruck, Herzschlag und die Energieversorgung der Muskeln und dämpft Hunger und Sexualtrieb. Um die Energieversorgung der Muskeln sicherzustellen, ist Cortisol zusammen mit anderen Stresshormonen (besonders Adrenalin) für die Regulierung des Blutzuckers verantwortlich. Cortisol hebt den Blutzuckerspiegel, indem es körpereigene Reserven abbaut. Es sorgt somit dafür, dass genügend Energie in Form von Glukose („Zellennahrung") bereitsteht. Da der Blutzuckerspiegel steigt, steigt auch der Insulinspiegel. Ein hoher Cortisolspiegel bedeutet daher immer auch einen hohen Insulinspiegel.

So war es einst gedacht: Das Gehirn nimmt an, dass der Körper Energie benötigt, und sorgt dafür, dass sie bereitgestellt wird. Außerdem war vorgesehen, dass die Stressbelastung kurzzeitig und nicht langfristig erfolgte. Sobald der Stress vorbei war und das Großhirn dies erkannte, wurde die HHN-Achse quasi „abgeschaltet". Und da man sich nach der Belastung regenerieren sollte, sorgte ein weiterer Botenstoff namens NPY (Neuropeptid Y) dafür, dass man sehr viel Hunger auf Kohlenhydrate bekam. Das diente dazu, die Re-

Die HHN-Achse (Hypothalamus-Hypophyse-Nebenniere)

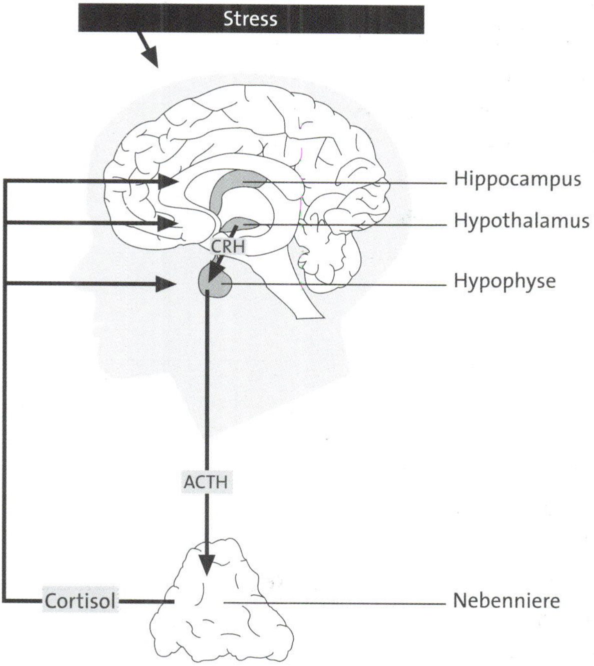

Bei Stress sorgt der Hypothalamus dafür, dass das Hormon CRH in die Hypophyse ausgeschüttet wird. CRH veranlasst die Hypophyse ACTH auszuschütten. ACTH gelangt ins Blut und informiert die Nebenniere, dass Cortisol benötigt wird. Cortisol gelangt über die Blutbahn ins Gehirn und sorgt vor allem im Hippocampus, aber auch im Hypothalamus und in der Hypophyse dafür, dass die weitere Ausschüttung von Cortisol in der Nebenniere unterbunden wird.

Solange der Stress weiterhin bestehen bleibt, kommt es zum Konflikt zwischen weiterer Ausschüttung von CRH durch den Hypothalamus und einer Hemmung der weiteren Ausschüttung von Cortisol im Hippocampus. Mit der Zeit kann Cortisol im Gehirn immer weniger wirksam werden, und der Körper wird mit Stresshormonen überschwemmt. Das führt zu zahlreichen Problemen, unter anderem zu Essstörungen.

serven wieder aufzufüllen. Dieser Botenstoff wird bis heute bei Stress ausgeschüttet und sorgt für einen akuten Hunger auf Nudeln oder Zucker.

Überdies sorgt der Adrenalin-Cortisol-Alarm dafür, dass mehr Blut vom Verdauungstrakt in die Arme und Beine, in Herz und Muskeln umgelenkt wird. Normalerweise, also in „ruhigen" Zeiten, ist das Blut eher in den Eingeweiden konzentriert. Wenn es in die Extremitäten geschickt wird, um eine Kampf-oder-Flucht-Reaktion zu unterstützen, werden die Wachstumsprozesse gebremst, denn ohne intensive Blutversorgung können die Eingeweide nicht richtig funktionieren.

Das bedeutet, die Eingeweide unterbrechen ihre lebenserhaltenden Aufgaben wie Verdauung, Absorption und Ausscheidung, die für das Wachstum der Zellen und die Bildung von Energiereserven notwendig sind. Die Kampf-oder-Flucht-Reaktion behindert also Wachstumsprozesse des Körpers, weil sie die Bildung lebenswichtiger Energiereserven stört.

Es gibt noch weitere körperliche Folgen.

Der Vorgang der Fettverbrennung wird eingedämmt und die Kohlenhydratverbrennung beschleunigt. Das Fett wird in der Mitte des Bauches gespeichert, weil es dort für die Leber am schnellsten wieder zugänglich ist. Die Anzahl der freien Fettsäuren im Blut steigt an. Schließlich geht es nur noch darum, genügend Energie für die Kampf-oder-Flucht-Bereitschaft bereitzustellen. Das Immunsystem wird geschwächt. Es kommt – bei sehr ausgeprägten Stresssituationen – zu Folgen wie unregelmäßiger Periode, Prämenstruellem Syndrom, man altert schneller. Vor allem aber nehmen bei einem hohen Cortisolspiegel folgende Verhaltensweisen zu:

- Überessen, besonders Fett, Zucker und raffinierte Kohlenhydrate (um die Angst zu lindern und um eine genügend hohe Cortisolausschüttung zu provozieren, s. auch „Cortisol und Blutzuckerspiegel"),

- es wird zu viel Alkohol getrunken (gleiche Gründe wie bei den Kohlenhydraten),
- es wird Kaffee oder eine andere Form von Koffein gebraucht, um durch den Tag zu kommen,
- es wird übermäßig viel Geld für Shopping ausgegeben (zur Stressreduktion),
- es wird viel zu viel ferngesehen (beruhigt, weil es vom Grübeln abhält),
- Rauchen.

Unter Stress beginnt Cortisol auch mit einem Abbau der Muskeln, um genügend Energie für Kampf-oder-Flucht-Aktionen bereitzustellen. Je länger der Stress dauert, desto mehr Muskeln werden abgebaut. Die Höhe des Serotoninspiegels ist auch vom „Fett/Muskel-Verhältnis" abhängig. Je weniger Muskeln, desto tiefer der Serotoninspiegel. Je tiefer der Serotoninspiegel, desto gravierender die Heißhungerattacken.

Cortisol und Psyche

Es kommt unter dem Eindruck einer ständigen Aktivierung der HHN-Achse und somit ständig erhöhtem Cortisolspiegel nicht nur zu körperlichen, sondern auch zu psychischen Veränderungen. Im selben Maße, wie die ständige Aktivierung der HHN-Achse das körperliche Wachstum zugunsten des momentanen Schutzes behindert, reduziert sie auch die Möglichkeit von seelischem und kognitivem Wachstum.

Die Aktivierung der HHN-Achse sorgt dafür, dass dem Großhirn weniger Energie zur Verfügung gestellt wird. Die Stresshormone verengen die Blutgefäße im Großhirn und reduzieren damit seine Funktionsfähigkeit. Das schränkt die Fähigkeit ein, klar zu denken.

Die Umsetzung von Informationen im Großhirn, dem Bereich der Vernunft und Logik, ist sehr viel langsamer als die reflexhafte Aktivität des Hinterhirns (Oder auch „Reptiliengehirn", weil wir diesen Gehirnteil mit Reptilien gemeinsam haben.). In einem Notfall kann eine möglichst schnelle Informationsverarbeitung lebensrettend sein. Aber das Reptiliengehirn funktioniert auf einer evolutionär sehr viel tieferen Stufe als das Großhirn. Das Reptiliengehirn kontrolliert einfache Überlebensstrategien, z.B. Selbstverteidigung, Gegenangriff, den automatischen Flucht/Kampf-Reflex. Das Reptiliengehirn ist für Verhaltensweisen wie Futtern, Fighten, Flüchten und Sexualität zuständig. Das Reptiliengehirn an sich ist emotionslos (Gefühle entstehen im limbischen System.) und reagiert nur auf die Ziele des Überlebens und der Urtriebe. Vor allem aber bewirkt es eine Einstellung, die hauptsächlich von Konkurrenzdenken und dem Fokus auf „ich-ich-ich"-Verhalten geprägt ist. Die Aktivität des Großhirns wird unterdrückt.
Im Gegensatz zum Reptiliengehirn ist das Großhirn für alle als „menschlich" empfundenen Fähigkeiten und Gefühle zuständig. Das Großhirn beherrscht Fähigkeiten wie Sprache, Musik, Kunst, Mathematik, Ideen; überdies sorgt es für verfeinerte motorische Fähigkeiten. Die Vorderpartie des Großhirns, der Stirnlappen, ist für Kreativität, Planung, Voraussicht, Phantasie, Zeiteinteilung und die Synthese abstrakter Ideen zuständig. Überdies ermöglicht das Stirnhirn die Fähigkeit zu kooperativem Verhalten. Gefühle wie Begeisterung, Liebe, Bedeutsamkeit, Lösungsorientierung und Kameradschaft sind nur unter Einbeziehung des Großhirns möglich. Unter dem Einfluss der Stresshormone werden also genau die wichtigsten Fähigkeiten und Gefühle, die den Menschen zum Menschen machen, reduziert bzw., wenn der Stress sehr lange dauert, erheblich vermindert.

Zudem lässt, bei lang andauerndem Stress, das Gedächtnis nach und die Fähigkeit zur Konzentration sinkt.

Auch die Fähigkeit zur Motivation wird durch Cortisol mitbestimmt. Im Falle eines Mangels oder eines Angriffs muss das Gehirn vor allem fähig und motiviert sein, den Fokus der Aufmerksamkeit auf ein bestimmtes Ziel zu lenken und ihn dort auch zu halten. Im Gehirn senkt Cortisol daher den Serotoninspiegel und hebt den Dopaminspiegel. Dadurch beeinflusst Cortisol wesentlich das Ausmaß, in welchem ein Mensch motiviert ist, zielgerichtet zu handeln.

Je bedrohlicher eine Umgebung ist, desto wichtiger ist es, künftige Gefahren rechtzeitig zu antizipieren, um dann schnellstmöglich darauf reagieren zu können. Der Fokus der Aufmerksamkeit unter Stress ist daher in die Zukunft und auf die externale Welt gerichtet (im Gegensatz zur Innenschau). Das Gehirn beginnt die Zukunft auf der Basis von Erinnerungen vorherzusagen („Das war schon mal gefährlich ... bloß weg hier."). Der Fokus geht dahin, vor allem nach Sicherheit zu streben. Der Körper sucht nur noch danach, was komfortabel und vergnüglich ist, im Gegensatz zu dem, was schmerzhaft oder schlicht ungewohnt ist. Man lebt nicht mehr in der Gegenwart, sondern stellt der Zukunft eine düstere Prognose aus, nach der diese gefährlich oder lebensbedrohlich sein wird – da man alles, was man sieht, hört oder fühlt, mit vergangenen Erfahrungen vergleicht. Man beginnt anzunehmen, dass man sich in der Zukunft schrecklich fühlen wird, weil man sich in der Vergangenheit unter ähnlichen Umständen ebenfalls schrecklich gefühlt hat. Die Aufmerksamkeit wird nur noch auf das gerichtet, was vorhersehbar, üblich, vertraut, bekannt ist oder wofür eine standardisierte Verhaltensroutine vorliegt („Das haben wir hier schon immer so gemacht."). Überleben heißt, den nächsten Moment immer in der Bereitschaft zu erwarten, dass er genauso wird, wie die Vergangenheit war. Wenn das Gehirn feststellt, dass in der externalen Welt ein Ereignis auftaucht, das in der Vergangenheit „Gefahr" bedeutet hat, beginnt es sofort mit primitiven Überlebensmechanismen zu reagieren. Im Überlebensmodus sind Angst und Wut die dominanten Gefühle. Besonders groß ist die Angst vor allem Neuen und Unbekannten. Cortisol ist auch das „Angsthormon". Und je mehr jemand bewusst oder unbewusst vor einem bestimmten Auslöser Angst hat oder auch wütend ist, desto mehr Cortisol wird ausgeschüttet. Wenn der Körper mit Cortisol vollgepumpt ist, kann das bis zu Panikattacken führen. Da Cortisol andererseits aber auch einen euphorisierenden Effekt hat (schließlich soll man motiviert in eine Belastungssituation gehen), kann man nach einer hohen Cortisolausschüttung auch süchtig werden.

Individuelle Wahrnehmung und Stress-Belastung

Menschen beantworten Stressbelastungen völlig unterschiedlich. Manche reagieren intensiv – dann wird sehr viel Cortisol ausgeschüttet – und manche etwas weniger intensiv. Das ist zum Teil angeboren und hängt davon ab, wie gut die Nebennierenrinde funktioniert. Bei einigen Menschen funktioniert sie besser als bei anderen.

Zu einem großen Teil ist das Ausmaß der Stressreaktion jedoch erlernt. Das Ausmaß, in welchem Cortisol und Adrenalin bei Stress ausgeschüttet werden, orientiert sich daran, wie ein Problem wahrgenommen wird. Wird es als neu und/oder überwältigend oder als unlösbar wahrgenommen, dann ist die Stressbelastung sehr hoch. Wird das Problem aber als bekannt und lösbar eingestuft, bleibt die Cortisol-Belastung eher niedrig. In Untersuchungen mit Fallschirmspringern konnte gezeigt werden, dass der erste Sprung eine enorme Cortisol-Ausschüttung mit sich bringt – also sehr starken Stress bedeutet. Der zweite Sprung ist schon weniger stressig und der dritte noch weniger. Ganz stressfrei wird es allerdings nie.

Menschen, die auf Stress mit einer *überhöhten* Ausschüttung von Cortisol reagieren, handeln übermotiviert und aggressiv, weil der

Der Zusammenhang zwischen der Reaktion der Nebennierenrinde und der Reaktion auf Stress

Ein Mensch mit einer angemessen funktionierenden Nebenniere

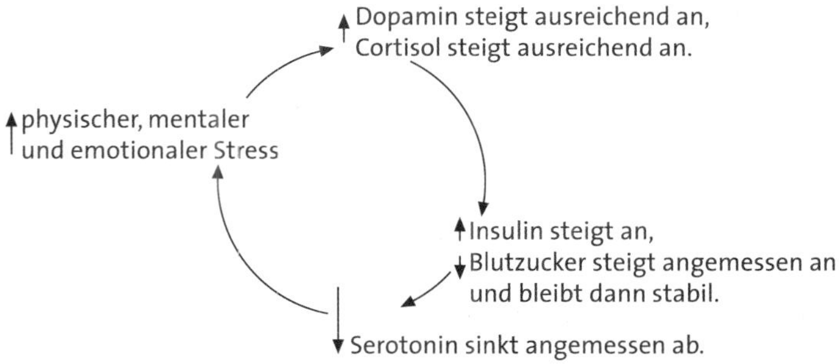

Ein Mensch mit einer angemessen funktionierenden Nebennierenrinde reagiert auf Stress mit einer angemessenen Motivation, und sein Körper hat genügend Energie.

Normale Cortisol-Antwort unter Stress

Serotoninspiegel schnell sehr niedrig und der Dopaminspiegel zu hoch wird. Je höher die Stressbelastung, gemessen an der Cortisolausschüttung, desto stärker sinkt der Serotoninspiegel. Wahrscheinlich ist dafür nicht der niedrige Serotoninspiegel an sich verantwortlich, sondern die Tatsache, dass der Stress es zu schnell verbraucht. Denn unter Stress wird sowohl die Ausgangssubstanz für Serotonin, das L-Tryptophan, im Körper verbraucht, als auch eine erhöhte Menge Serotonin im Gehirn. Und das ist genau der Grund, warum inzwischen so viele Ärzte bei bulimischen Frauen einen niedrigen Serotoninspiegel diagnostizieren und entsprechende Medikamente verschreiben. Und warum es zu den ach so unerklärlichen Heißhungerattacken kommt.

Menschen mit hoher Cortisol-Ausschüttung haben viel Energie, und kognitiv wird die Situation von ihnen allzu leicht „schwarzweiß“ wahrgenommen: Der hohe Dopaminspiegel macht einige Aspekte der Situation, eventuell ein bestimmtes Objekt, äußerst bedeutsam und verhindert zugleich, andere Aspekte der Situation wahrzunehmen. Der Körper will kämpfen, und er hat auch die Energie. Die Seele ist kaum noch zu bremsen. Der Mensch legt los. Er will es, er will es jetzt. Sofort.

Je höher allerdings der Cortisolspiegel, desto höher auch der Dopaminspiegel im Gehirn. Ein hoher Dopaminspiegel bedeutet zunächst Energie und Lebenskraft. Doch ein *zu hoher* Dopaminspiegel löst mitunter Ängstlichkeit, Furcht, starke nervöse Spannung, Paranoia und Halluzinationen aus.

Wer auf Stress mit einer *verminderten* Ausschüttung von Cortisol reagiert, neigt gegenüber den Stressoren eher zu gelähmtem oder passivem Verhalten. Der Dopaminspiegel ist niedrig, das nimmt Energie, und der Serotoninspiegel bleibt trotz des niedrigen Cortisolspiegels ebenfalls zu niedrig. Das heißt also: Je niedriger der Cortisolspiegel, desto weniger Dopamin steht im Gehirn zur Verfügung – und dies veranlasst den Betroffenen wiederum dazu, die Situation selbst als noch hoffnungsloser zu beurteilen, als sie eigentlich ist.

Grafik rechte Seite: Vermehrte und verminderte Cortisol-Ausschüttung bei stressigen Ereignissen

Der Zusammenhang zwischen der Reaktion der Nebennierenrinde und der Reaktion auf Stress

Ein Mensch mit einer erschöpften oder unterfunktionierenden Nebenniere.

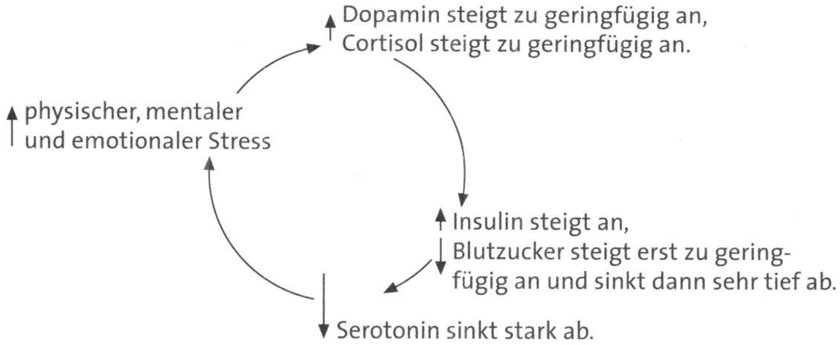

Ein Mensch mit einer unterfunktionierenden Nebennierenrinde fühlt sich bei Stress eher gelähmt und wenig motiviert. Sein Körper verfügt über zu wenig Energie.

Ein Mensch mit einer überfunktionierenden Nebenniere.

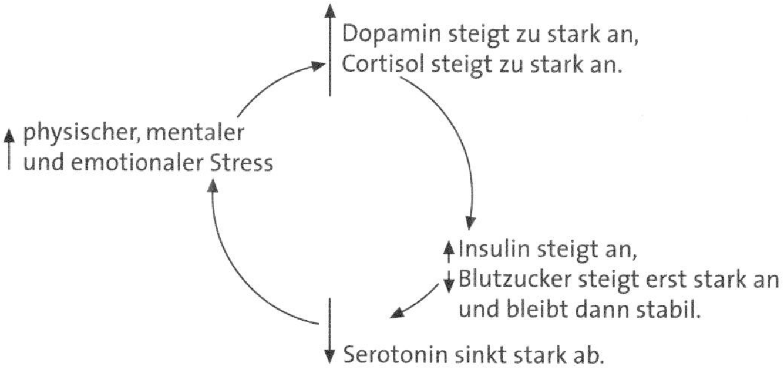

Ein Mensch mit einer überfunktionierenden Nebenniere reagiert auf Stress übermotiviert. Sein Körper hat viel Energie bzw. eher zu viel Energie zur Verfügung.

Wie ein hoher Cortisolspiegel entsteht

Ein hoher Cortisolspiegel entsteht aus einer Kombination aus körperlichen und psychischen Faktoren.

Menschen, die einen zu hohen Cortisolspiegel haben, kämpfen häufig gegen eine Stressbelastung an. Diese kann bewusst oder unbewusst sein. Menschen, die einen zu niedrigen Cortisolspiegel haben, wehren unbewusst das Gefühl einer nicht zu bewältigenden Stressbelastung ab.

Bulimische Frauen sind in aller Regel Menschen, die auf Stress mit einer überhöhten Cortisol-Ausschüttung reagieren. Das kann unterschiedliche Gründe haben. Die Verfügbarkeit bestimmter Transmitter im Gehirn ist wohl teilweise angeboren, ebenso die Funktionstüchtigkeit der Nebennierenrinde. Einige Menschen sind von Geburt an aktiver und durchsetzungsfähiger als andere, bei Kindern zeigt sich das meist schon sehr früh. Menschen mit einer exzessiven Cortisolausschüttung sind eher extrovertiert; Menschen mit einer verminderten Cortisolausschüttung verhalten sich introvertiert. Extrovertiertes Verhalten wird in unserer Gesellschaft höher geschätzt und daher stärker belohnt als introvertiertes Verhalten. Zahlreiche, sehr stresserzeugende Verhaltensweisen gelten als „schick", als notwendig für den sozialen Aufstieg, als „in". Kontemplation und Innenschau, der Genuss von Ruhe gelten als „faul" oder „unmotiviert" und hinderlich für den sozialen Aufstieg. Das führt dazu, dass viele Menschen (unbewusst) praktisch alles tun, um den Cortisolspiegel hoch zu halten.

Allerdings werden beim Menschen sehr viele Regulationsmechanismen bereits als Baby festgelegt – häufig geschieht dies sogar schon vor der Geburt. Wie Sue Gerhardt darlegt, wird in Bezug auf die Verteilung von Botenstoffen wie z.B. Dopamin und Serotonin im Babyalter die Menge dessen, was der Körper als „normal" empfindet, festgelegt. Später streben der Körper und das Gehirn danach, genau diesen Wert immer wieder zu erreichen. Dr. Joel Robertson hat für dieses Phänomen den Begriff der „chemischen Baseline“ erfunden. Kinder, die bereits sehr früh eine hohe oder recht hohe Menge von Noradrenalin/Dopamin haben, tendieren später zu Verhaltensweisen, die das Level immer wieder zu erreichen versuchen.

Die Stressregulation wird ebenfalls sehr früh „eingestellt“. Wenn Babys auf die Welt kommen, ist die Fähigkeit zur Stressregulation, d.h. die HHN-Achse wieder „abzuschalten“, wenn sie einmal angesprungen ist, noch nicht vorhanden. Das Großhirn des erwachsenen Menschen kann dagegen erkennen, wenn eine Stressbelastung vorbei ist, und dann schaltet sich auch die HHN-Achse ab. Das Baby kann das nicht. Wenn es Hunger hat, geht es ums Überleben. Wenn es friert, geht es ums Überleben. Das Baby weiß nicht, dass es bald etwas zu essen kriegen wird, denn das Zeitgefühl ist noch nicht entwickelt. Es empfindet die Belastung als „unendlich“. Es wird immer frieren, immer Hunger haben, nie auf sein Wohlbefinden Einfluss nehmen können. Menschliche Babys kommen mit der Erwartung zur Welt, dass ihnen die Stressregulation abgenommen wird. Der Cortisolspiegel des Kindes wird von den Erwachsenen in seinem Umfeld gesteuert. Wenn diese ihm liebevolle Zuwendung geben und seine Bedürfnisse erfüllen, sinkt der Cortisolspiegel wieder ab. Wenn es lernt, diesen Erwachsenen zu vertrauen, gewöhnt es sich allmählich an Stressituationen und das Cortisol wird nicht mehr so leicht ausgeschüttet. Wenn Cortisol sich an Rezeptoren im Hippocampus bindet, wird der Hypothalamus informiert, die Hypophyse und die Nebenniere zu einer Verringerung ihrer Ausschüttung zu veranlassen. Der Hippocampus stoppt demnach über Cortisol die Aktivierung der HHN-Achse, indem er dem Hypothalamus entsprechende Anweisungen erteilt. Je nachdem, wie viele Rezeptoren im Hippocampus vorhanden sind, desto schneller wird die HHN-Achse nach einer Stressbelastung wieder abgestellt. Wenn nur sehr wenige Rezeptoren vorhanden sind, hat das Gehirn wenig Möglichkeiten, die Ausschüttung von Cortisol zu stoppen. Es handelt sich dabei um ein sehr raffiniertes Feedbacksystem, das ursprünglich das Ziel hatte, die Cortisolausschüttung exakt der Stressbelastung anzupassen. Dasselbe Cortisol, das ausgeschüttet wird, weil das Gehirn denkt, „jetzt ist Stress, Energie bereitstellen", gibt auch das Signal zum Stoppen.

Es kommt also sehr darauf an, wie viele Cortisol-Rezeptoren im Hippocampus verfügbar sind, und das hängt von den Erfahrungen ab, die ein Baby mit der Erfüllung seiner Bedürfnisse macht. Wenn es sehr viele Rezeptoren ausbilden kann, weil seine Bedürfnisse erfüllt werden, wird es im späteren Leben mit einer erheblich geringeren Cortisolausschüttung reagieren, als wenn es zu häufig unter Stress steht. Dann nämlich überschwemmt die ständig zu hohe Cortisolausschüttung den Hippocampus, vermindert dort die Zahl der Rezeptoren erheblich und hindert diesen am Wachstum. Im späteren Leben hat dieser Gehirnteil dann Mühe, in Stressphasen die Cortisol-Ausschüttung angemessen zu regulieren. Die gleichen Trigger wirken später unterschiedlich stark. Jemand, der beispielsweise im späteren Leben von seinem Freund verlassen wird, kann das als zerstörerische Katastrophe oder als zwar trauriges, aber zu bewältigendes Ereignis erleben – je nach dem Ausmaß der aus dieser Stressbelastung resultierenden Cortisolausschüttung.

Besonders entscheidend für die Ausbildung guter Stressregulationsmechanismen ist die Art der Bindung zwischen dem Säugling und seiner Bezugsperson. Ist diese konstant liebevoll und vertrauenserweckend, bildet der Säugling gute Stressregulations- und dementsprechend Gefühlsregulationsmechanismen aus. Ist die Bezugsperson manchmal da und befriedigt die Bedürfnisse des Säuglings, manchmal aber auch nicht, tendiert der Cortisolspiegel dazu, dauerhaft zu hoch zu sein, denn Stress wird auch durch Unvorhersehbarkeit erzeugt. Ist die Bezugsperson konstant gleichgültig oder abweisend, dann wird die Cortisolausschüttung später eher zu niedrig sein. Auch das hat Folgen, wie bereits beschrieben.

Aber – auch wenn das Säuglingsalter prägend ist – auch spätere Erfahrungen spielen eine wesentliche Rolle. Regulationsmechanismen können das ganze Leben erlernt werden. Wie der Zellbiologe Bruce Lipton nachgewiesen hat, reagieren sämtliche einzelnen Zellen auf neue Erfahrungen. Es ist also durchaus noch in späteren Lebensjahren möglich, neue Stressregulationsmechanismen zu entwickeln.

Praktisch alle bulimischen Frauen, die ich gesehen habe, hatten eines gemeinsam: Sie nehmen viele Probleme unbewusst als unlösbar war. Unbewusst kämpfen sie ständig gegen eine starke Stressbelastung an. Deshalb ist ihr Cortisolspiegel auch permanent stark erhöht.

7. Kapitel
Instinkte und Grundbedürfnisse

Alle Menschen, nicht nur Babys, operieren auf der Basis von Instinkten bzw. „primären Antrieben" oder „Grundbedürfnissen". Instinkte regulieren grundlegende Verhaltensweisen, die für das Individuum sowie die Art überlebensnotwendig sind. Solche Grundbedürfnisse sind z.B., ganz banal, Essen und Trinken, also Bedürfnisse, die das Individuum erhalten, und solche, wie Sexualität, die die Art erhalten. Die Befriedigung derartiger Bedürfnisse belohnt das Gehirn mit angenehmen Gefühlen.

Wenn die Grundbedürfnisse nicht befriedigt werden, aktiviert es die HHN-Achse und löst damit einerseits Angst und Wut aus, stellt aber andererseits auch über die Ausschüttung von Cortisol die Energie und die Motivation bereit, diese Bedürfnisse zu befriedigen. Einige Grundbedürfnisse sind allen Menschen angeboren.

Die wichtigsten Grundbedürfnisse, die das Überleben sichern, sind das Bedürfnis nach Selbsterhaltung, also Existenzsicherung (umfasst Bedürfnisse wie Nahrung, Trinken, Kleidung, Wärme), das Bedürfnis nach Schutz vor Gewalt (umfasst das Bedürfnis nach Schutz vor physischer und psychischer Gewalt), das Bedürfnis nach einem sicheren Ort sowie die Fähigkeit, zwischen Freund und Feind zu unterscheiden. Dann ist dem Menschen als Rudeltier das Bedürfnis angeboren, zu einer Herde dazugehören zu wollen. Das umfasst Bedürfnisse wie andere Menschen zu finden, die zu einem passen, und das Bedürfnis, bei anderen erwünscht zu sein.

Weitere Grundbedürfnisse sind die nach Freiheit (der Möglichkeit, keinen Zwang erleben zu müssen), nach einem hohen Status, verbunden mit einem höheren Ansehen innerhalb der „Herde" sowie das Bedürfnis nach Macht. Das letzte wichtige Grundbedürfnis ist das nach Sexualität, also dem Erhalt der Art. Das Gehirn scannt die Umwelt ständig nach Hinweisen ab, ob unsere Grundbedürfnisse befriedigt sind oder ob wir in Gefahr sind. Die Fähigkeit, diese Hinweise zu erkennen und entsprechend auszuwerten, ist beim Menschen nur teilweise angeboren. Vieles ist auch erlernt. Man kann auch lernen, bestimmte Grundbedürfnisse (wie z.B. das nach Freiheit) zugunsten der Befriedigung anderer Grundbedürfnisse (wie z.B. das Bedürfnis nach physischer Sicherheit) zu unterdrücken.

So ist beispielsweise erlernt, was man tun muss, um sich erwünscht zu fühlen, und welche Hinweise darauf deuten, dass man es ist. „Erwünscht sein" kann man in verschiedene Kategorien einteilen: Man kann das Bedürfnis haben, besonders interessant zu sein und viel Anerkennung zu bekommen. Man kann das Bedürfnis haben, dass Beziehungen besonders sicher sein sollen, und man kann das Bedürfnis haben, zu einem Rudel dazuzugehören. All diese Bedürfnisse sind allen Menschen angeboren, aber das, was man für ihre Befriedigung tun muss, ist von System zu System, von Herde zu Herde, von Familie zu Familie unterschiedlich.

Generell habe ich aber bei Frauen, die Bulimie praktizieren, eine große Unsicherheit gefunden bezüglich der Frage des „Erwünscht-Seins" und häufig auch in Bezug auf den Status. Auslöser, die darauf hinweisen, dass der eigene Status in Gefahr ist oder dass man nicht genügend erwünscht ist, führen fast umgehend zu Attacken. Ein Beispiel dafür ist die Figur. „Dünn sein" befriedigt sowohl das Bedürfnis, zu einer „Herde" dazuzugehören, als auch das Bedürfnis nach einem hohen Status. Jede Veränderung des Gewichtes löst daher eine massive Cortisol-Ausschüttung und entsprechende Ängste aus. Andere Möglichkeiten, sich ständig selbst zu versichern, wie erwünscht man ist, sind, Situationen zu provozieren, in denen man gesehen wird. Aber auch das Bedürfnis, Menschen zu finden, die zu einem passen, wird häufig nicht angemessen befriedigt. Alle Menschen haben einen so genannten „Anforderungskatalog“, der regelt, wie jemand sein oder sich verhalten muss, damit man ihn als zu sich selbst passend empfindet. Manche Menschen möchten, dass der andere ähnliche Eigenschaften besitzt, ähnlich viel Geld verdient und einen ähnlichen Status hat. Andere wünschen eine ähnliche Bildung, ähnliche Kleidung, einen ähnlichen Lebensstandard. In aller Regel empfinden wir nur Menschen als passend, die mit uns etwas gemeinsam haben. Das gilt vom Penner bis zum Manager, so richtig wohl fühlt man sich nur, wenn man einander wenigstens in einigen Eigenschaften ähnlich ist, und sei es, dass man ähnliche Probleme hat. Das war in Urzeiten sehr nützlich, denn es sicherte den Zusammenhalt des Rudels. Ohne Rudel oder „Herde“ war und ist der Mensch nicht überlebensfähig. Zwar gilt auch, dass Gegensätze sich anziehen; aber ein echtes Gefühl von Verbundenheit entsteht zwischen Menschen, die a) Gemeinsamkeiten haben und b) viel Zeit miteinander verbringen. Wenn man sich von jemandem abgrenzen möchte, sucht man eher nach Unterschieden – was schnell Trennungsgefühle mit sich bringt. Wenn man sich mit jemand verbunden fühlt oder fühlen möchte, betont man die Gemeinsamkeiten.

Je größer die unbewusste Angst vor Trennungen ist, desto mehr tendieren Menschen dazu, bei anderen Menschen Gemeinsamkeiten oder Übereinstimmungen zu suchen und Unterschiede zu leugnen oder sogar mit Wut und Abwertungen zu bestrafen. Das gilt ganz besonders für enge Beziehungen. Das Gleiche gilt für gemeinsam verbrachte Zeit: Je mehr Angst vor Trennung, desto mehr Zeit möchte man miteinander verbringen. Es gibt Menschen, die mit einem potenziellen Partner Tag und Nacht verbringen wollen. Das führt mit Sicherheit zu Stress, denn das Bedürfnis, alleine zu sein und sich zu regenerieren, ist bei den allermeisten Menschen ebenfalls vorhanden.

Daher ist der Grad, in welchem Menschen auf Gemeinsamkeiten bestehen, sehr unterschiedlich. Das kann so weit gehen, dass jeder Unterschied schlicht geleugnet und ausgeblendet wird.

Viele bulimische Frauen möchten, dass jemand anderes in allen seinen Eigenschaften, Gedanken, Zielen, Wünschen und Fähigkeiten zu ihnen passt, also 100 Prozent. Das allerdings ist heutzutage kaum möglich, Menschen sind individuell zu unterschiedlich und machen zu unterschiedliche Erfahrungen. Ich erinnere mich an eine Frau, die mit ihrem neuen Partner vor einem Schaufenster stand. Drinnen stand ein gelbes Sofa. Er fand das gelbe Sofa hässlich, sie fand es schön. Der Unterschied war so beunruhigend, dass sie umgehend eine Attacke bekam und die Beziehung in Frage stellte.

Das Bedürfnis, 100 Prozent zu jemandem passen zu wollen, sorgt sehr häufig dafür, dass man den anderen noch ein wenig passender machen möchte – und daher ein wenig erzieht. Der Wunsch, den anderen passend zu machen, kann bis zur bewussten oder unbewussten Forderung nach vollständiger Unterwerfung des anderen reichen. Das sorgt ebenfalls sehr rasch für Stress. Wenn eine Beziehung nicht 100 Prozent passt, sind viele Frauen dann auch schnell bereit, sie wieder aufzugeben – immer nach dem Motto: ganz oder gar nicht. Viele bulimische Frauen reagieren auf Kritik – immer ein Zeichen von „nicht zueinander passen" (und sei es in einem noch so kleinen Bereich) – ausgesprochen feindselig. Aus ihrer Perspektive kündigt der andere mit seiner Kritik, sei sie nun sachlich berechtigt oder auch nicht, die Beziehung, denn er besteht ja auf Unterschieden und reduziert das Gefühl der Verbundenheit.

Andere Frauen passen sich selbst bis zur Selbstverleugnung an, d.h. sie äußern auf keinen Fall etwas Trennendes. Das Wort „Nein" ist ihnen kaum möglich, sachliche Kritik ebenfalls nicht.

Das Maß, in welchem die Ansicht, ein Grundbedürfnis wäre nicht erfüllt, Stress auslöst, hängt von Vorerfahrungen ab. Wer viel Erfahrung mit Unfreiheit gemacht hat, reagiert auf kleinste Anzeichen von Zwang mit einer extremen Cortisol-Ausschüttung und daher entsprechend ängstlich oder wütend. Wer viel Angst vor Trennungen hat, den triggert, wie oben geschildert, das kleinste Anzeichen von „nicht zueinander passen" enorm an.

8. Kapitel
Cortisol und Persönlichkeit

Im menschlichen Leben gibt es zwei Grundtendenzen: Handlung erstreben und Ruhe suchen. Im Nervensystem werden diese beiden Pole durch den Sympathikus (Aktivität) und Parasympathikus (Entspannung, Ruhe) repräsentiert. Viele Menschen betonen entweder den einen oder den anderen Aspekt: Sie suchen entweder vor allem die Aktivität, die Handlung oder die Ruhe. Bulimische Frauen suchen vor allem die Handlung.

Wer vor allem die Handlung sucht, hat eine hohen Cortisolspiegel und entsprechend einen hohen Dopaminspiegel.

Im Falle eines stressigen Ereignisses ist ein solcher Mensch motiviert und handlungsbereit, eventuell aggressiv. Möglicherweise schätzt er die Situation unrealistisch ein, aber er reagiert aktiv handelnd auf sie. Von diesem Typ ist der Mensch, der den ganzen Tag unter Stress steht.

Er wird von der Stressforschung als „A-Typ" beschrieben: ehrgeizig, konkurrierend, zielorientiert. Handlungsmenschen sind überwiegend extrovertiert. Sie haben meist viele Freunde. Sie mögen keine Routine und tun häufig viel dafür, diese zu vermeiden. Viele bulimische Frauen, die ausgeprägte Handlungssuchende sind, stellen in aller Regel die Karriere über Beziehung und Familie, auch wenn sie dies bewusst verneinen würden.

Handlungssuchende Menschen finden Konflikte häufig stimulierend, brauchen und suchen sie. Unbewusst beginnen sie, Konflikte zu provozieren, wenn der Cortisolspiegel sinkt und somit auch die Spiegel von Dopamin und Noradrenalin abfallen und sie sich deshalb zunehmend unwohl fühlen. Ist der Dopaminspiegel niedrig, spüren sie innerlich Ärger. Das Letzte, was sie jetzt ertragen könnten, wäre eine Situation, in der sie hilflos wären und der Dopaminspiegel somit noch niedriger würde. Das heißt, handlungssuchende Menschen meiden jede Hilflosigkeit – unabhängig von der Art der Situation. Ihren Selbstwert messen sie am Erreichen von Zielen, an Bewunderung.

Handlungssuchende Menschen mögen Jobs, in denen man sich in der Öffentlichkeit bewegt, Jobs, die viel physische Aktivität und viel Wechsel erfordern. Sie sind die klassischen Workaholics, die abends und am Wochenende arbeiten. Sie müssen arbeiten, denn eigentlich vertragen sie es nicht, nach Hause zu kommen. Sie fürchten den Moment, wo es keine Anregung mehr gibt und der Dopaminspiegel abfällt. Sie gehen z.B. zur Kriminalpolizei, werden Notarzt, Journalist, sozialer Aktivist, Schauspieler, manchmal auch Wissenschaftler, wenn man dabei im Rampenlicht stehen kann. Eine andere Möglichkeit, den Serotoninspiegel zu heben, während man gleichzeitig den Cortisolspiegel hochhält, ist das Gastgewerbe. Viele Frauen, die an Bulimie erkrankt sind, arbeiten zuerst als Kellnerin und werden dann schnell die tragende Figur in einer Szene-Kneipe oder übernehmen eine solche. Als Kellnerin ist man ständig im Stress, was den Cortisolspiegel hochhält, man versorgt aber auch andere, was den Serotoninspiegel anhebt. Wie alle A-Typen mögen bulimische Frauen häufig anstrengende, hochriskante Sportarten, auch solche, die stark konkurrierend sind. Sie fahren Snowboard, Skateboard oder Extremski, spielen Tennis, mögen Eishockey und Climbing. Im Unterhaltungsbereich bevorzugen sie Rockkonzerte, Karaoke, stimulierende Sportereignisse und Massenveranstaltungen. Sie fahren im Urlaub in die Weltstädte, mögen große Familientreffen und Gruppenreisen, haben ständig Verabredungen mit diversen Leuten.

Gefühlsmäßig ist das Innenleben eines handlungsorientierten Menschen von Angst dominiert. Er hat ständig das Gefühl, auf ein Desaster zuzurennen. Darunter liegt eine tiefe und dauerhafte Depression, bedingt durch den niedrigen Serotoninspiegel. Der handlungssuchende Mensch tut alles, um diese Depression nicht fühlen zu müssen. Er meidet Ruhe und Entspannung und sorgt so unbewusst dafür, dass der Cortisolspiegel ständig hoch bleibt, damit ständig genügend Stress vorhanden ist. Ruhe wäre für ihn eine bedrohliche Vorstellung. Denn dann käme er in Kontakt mit seiner Depression. Bevor das geschieht, produziert er lieber Krisen, Stress, Desaster, also alles, was den Cortisol- und somit auch den Dopaminspiegel wieder anhebt.

Bulimische Frauen sind häufig von Kindheit an einen hohen Cortisolspiegel gewöhnt. Cortisol hat – wie der aus ihm resultierende hohe Dopaminspiegel – einen euphorisierenden Effekt. Es ist ihnen daher ausgesprochen unangenehm, sich in Situationen zu manövrieren, die den Cortisolspiegel senken. Fatalerweise sind das aber genau die Zustände, die man braucht, um wieder gesund zu werden. Ein wesentlicher Teil des Gesundungsprozesses für bulimische Frauen ist die Fähigkeit, Ruhe und Entspannung, Innenschau und Kontemplation ertragen zu lernen. All das sind Fähigkeiten, die man benötigt, um einen zu hoch eingestellten Cortisolspiegel mit der Zeit selbstständig herunterregulieren zu können.

Letztlich ist der Ausstieg aus der Bulimie an die Entscheidung geknüpft, die Schutzhaltung zugunsten des Wachstums aufzugeben. Sei dieses Wachstum nun körperlich-heilender oder seelischer Natur.

9. Kapitel
Wie Cortisol, Dopamin und Serotonin den Appetit beeinflussen

Die Nebennierenrinde schüttet nicht nur bei akutem Stress, sondern täglich und in kontinuierlichen Schüben Cortisol aus. Denn die gesamte Aktivität des Lebens, die Funktion aller Organe, sämtliche körperlichen und geistigen Leistungen werden durch die Bereitstellung von Glukose aus Eiweiß ermöglicht. Die Mobilisierung erfolgt, wie gesagt, durch das Nebennierenrindenhormon Cortisol. Dadurch ist gewährleistet, dass die Menschen tagsüber fähig sind, ihre Aufgaben auch wirklich anzugehen und mögliche Probleme zu lösen. Ohne Cortisol würde der Mensch umgehend schlappmachen und könnte selbst geringste Anforderungen nicht mehr bewältigen. Cortisol bestimmt, wann wir tagsüber Hunger haben, und es ist ein wichtiger Teil der „inneren Uhr", denn es regelt den circadianen Rhythmus von Aktivierung und Erholung innerhalb von 24 Stun-

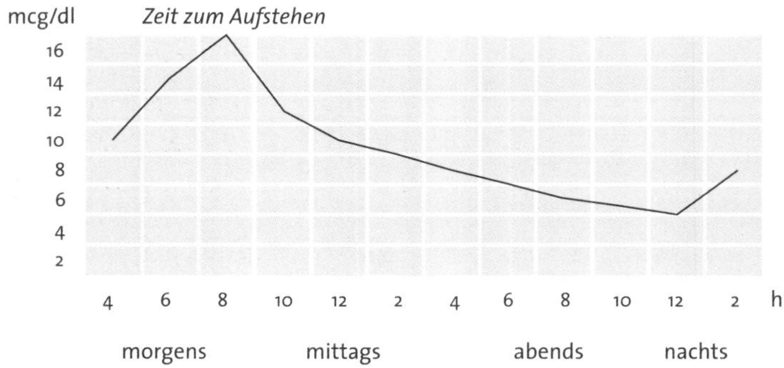

Cortisol-Spiegel

den. Morgens um 8 Uhr ist der Cortisolspiegel normalerweise am höchsten, dann sinkt er den Tag über bis ca. 20 Uhr abends ab und steigt danach langsam wieder an.

Daher hat man häufig nachmittags ein „Leistungstief" und gleichzeitig Hunger auf ein Stück Kuchen, kann dann aber abends arbeiten oder tanzen gehen. Heißhungerattacken entstehen vor allem in Phasen, wo der Cortisolspiegel absackt, also am späten Nachmittag bzw. am frühen Abend. Dann sinkt auch der Blutzuckerspiegel ab und mit ihm der Serotoninspiegel, was die Attacken auslöst. Daher findet Bulimie meist abends statt. Es kann aber auch nach einem stressigen Ereignis, wodurch zusätzlich noch mehr Cortisol gepusht wurde, zu einer Attacke kommen, weil zusammen mit dem Cortisol zu viel Insulin ausgeschüttet wurde, was den Blutzuckerspiegel absinken lässt. Allerdings, je dysregulierter jemand ist, desto früher am Tag beginnt die Bulimie. Dann ist der Blutzuckerspiegel schon morgens so instabil, dass es auch früh am Tag zu Attacken kommen kann.

Der Körper und sein Gehirn sind so eingerichtet, dass bei einer Mahlzeit entweder überwiegend Serotonin oder überwiegend Dopamin aufgebaut werden kann. Man kann so essen, dass man sich entspannt, oder so essen, dass man sich aktiviert. Beides gleichzeitig ist nur bedingt möglich. Dieser Regelmechanismus steuert im Prinzip die Nahrungsaufnahme sehr exakt.

Dopamin und Serotonin werden aus unterschiedlichen Ausgangsstoffen hergestellt. Während Serotonin aus der Aminosäure Tryptophan hergestellt wird, wird Dopamin aus der Aminosäure Tyrosin aufgebaut.

Der Aufbau von Serotonin

Wer einen niedrigen Serotoninspiegel hat, leidet unter Heißhunger auf Kohlenhydrate. Paradoxerweise wird Serotonin jedoch nicht aus

Kohlenhydraten aufgebaut, sondern aus einer Aminosäure (Eiweißbaustein) namens Tryptophan. Tryptophan ist eine der acht so genannten essentiellen Aminosäuren, die der Körper nicht selbst herstellen kann und die daher unbedingt mit der täglichen Nahrung zugeführt werden müssen.

Das Gehirn ist vom Blutkreislauf des Körpers durch ein Filtersystem abgeschirmt, welches das Gehirn vor den Stoffen schützen soll, die verheerende Folgen auf die Funktionsweise des Gehirns haben könnten. Dieses Filtersystem nennt man „Blut-Hirn-Schranke".

Die Blut-Hirn-Schranke lässt nur diejenigen Stoffe passieren, die passende Größe haben. Alle anderen, die z.B. zu groß sind, aber trotzdem ins Gehirn hineinmüssen, benötigen zum Hindurchgelangen einen Transporter, sozusagen ein Taxi. Das *fertige* Serotonin kann nicht durch die Blut-Hirn-Schranke gelangen, es ist dafür zu groß. Bananen z.B. enthalten fertiges Serotonin, aber es gelangt nicht ins Gehirn. Aus diesem Grund kann man auch keine Medikamente herstellen, die Serotonin enthalten, um das Problem einfach mittels einer Tablette zu lösen.

Die „Taxis", die Eiweißbausteine ins Gehirn hineinbringen, nennt man auch „Carrier-Moleküle". Im Gehirn wird aber nicht nur Tryptophan gebraucht, sondern auch noch 7 andere so genannte neutrale Aminosäuren, die für den Hirnstoffwechsel ebenfalls von großer Bedeutung sind, vor allem Leuzin, Isoleuzin, Phenylalanin und Tyrosin.

Es gibt aber nur *ein* Carrier-System für sämtliche Aminosäuren, die ins Gehirn transportiert werden müssen. Das ist so wie mit den Taxis nach der Oper. Jeder will eins, aber manchmal sind zu wenige da. Tryptophan „konkurriert" folglich mit den anderen neutralen Aminosäuren um die Taxis. Die „Konkurrenz" ist jedoch zahlreicher vertreten als Tryptophan. Somit bekommen nur wenige Tryptophanmoleküle ihr Taxi und gelangen ins Gehirn.

Je höher also die Konzentration von Tryptophan im Blut im Vergleich zu den konkurrierenden Aminosäuren ist, desto mehr Tryptophan kann ins Gehirn gelangen, und desto mehr Serotonin kann daraus aufgebaut werden.

Hierbei spielt das Hormon Insulin eine entscheidende Rolle.

Insulin ist bekanntermaßen das Hormon, das dabei hilft, den Blutzuckerspiegel wieder zu senken, indem es Glukose in die Zellen hineintransportiert und ihnen so die dringend benötigte Energie verschafft. Aber Insulin entfernt nicht nur Zucker aus dem Blut, es versorgt auch die Muskeln mit Aminosäuren. Je mehr Insulin ausgeschüttet wird, desto mehr der 7 konkurrierenden Aminosäuren werden in die Muskeln eingebaut.

Schließlich bleibt nur das Tryptophan zurück, so dass die Konzentration des Tryptophans im Blut im Verhältnis zur Menge der anderen neutralen Aminosäuren ansteigt. Auf diese Weise gelangt mehr Tryptophan ins Gehirn und kann zu Serotonin umgebaut werden: Die Stimmung bessert sich, der Heißhunger verschwindet.

Vereinfacht ausgedrückt: Je höher der Blutzuckerspiegel, desto höher der Insulinspiegel, desto höher der Serotoninspiegel. Kein anderer Botenstoff im Gehirn außer dem Serotonin bedient sich dieses Transportmechanismus. Der Serotoninspiegel ist also an die Höhe des Insulinspiegels gebunden und, da der Insulinspiegel letztlich den Blutzuckerspiegel „spiegelt“, auch an die Höhe des Blutzuckerspiegels.

Wenn der Blutzucker- und mit ihm der Insulinspiegel absinken, strömen die Aminosäuren aus den Zellen wieder ins Blut, und sofort konkurrieren an der Blut-Hirn-Schranke zu viele Aminosäuren um den Zutritt ins Gehirn. Dann sinkt die Menge des verfügbaren Tryptophans und somit die Menge des produzierten Serotonins im Gehirn.

In Kapitel 5 hatte ich dargelegt, dass es mittels des Konsums von Zucker gelingt, den Serotoninspiegel zu stabilisieren, auch dann, wenn dieser Zucker wieder erbrochen wird. Nun ist deutlich geworden, warum. Der Serotoninspiegel ist an den Blutzuckerspiegel gebunden, wenn dieser nach unten schwankt, sinkt auch die Verfügbarkeit von Serotonin im Gehirn. Wenn er aber nach oben gepusht wird, was nach einer überhöhten Ausschüttung von Insulin geschieht, dann steigt relativ rasch auch die Verfügbarkeit von L-Tryptophan im Gehirn wieder an. Und der Insulinspiegel wird sehr schnell nach dem Konsum von Kohlenhydraten gepusht. Kalorien kann man erbrechen, Insulin nicht. Zu dem Zeitpunkt, zu welchem üblicherweise erbrochen wird, ist das Insulin längst ausgeschüttet und hat bereits seine Wirkung getan.

Und so kommt es häufig zu folgendem Teufelskreis: Man hat wegen des Serotoninmangels Appetit auf Eis, Brot oder Nudeln und lässt das Eiweiß, also Käse, Tofu, Eier etc. weg. Dann fehlt aber der Ausgangsstoff für Serotonin, und es kann noch weniger Serotonin produziert werden, was das Problem am Leben hält.

Tryptophan ist in den meisten Nahrungsmitteln kaum vorhanden. Unter normalen Bedingungen reicht es für eine ausreichende Serotoninversorgung allerdings trotzdem aus. Das übliche mit der Nahrung aufgenommene Eiweiß enthält nur ca. 1,5 Prozent Tryptophan. Gute Quellen für Tryptophan sind Milch und Milchprodukte, Fisch, Meeresfrüchte, Rind-, Kalbs- und Schweinefleisch, Geflügel, Hülsenfrüchte, Soja (Tofu), grüne Bohnen, Nüsse (vor allem Mandeln und Erdnüsse), Eidotter, Bananen, Ananas, Datteln und Feigen. Aber auch Weizen enthält Tryptophan.

Viele Menschen leiden unter Eiweißmangel – und zwar häufig, ohne es zu wissen. Denn Eiweißmangel kann verschiedene Ursachen haben. Beispielsweise eine zu einseitige Ernährung, bei der Eiweiß fehlt. Frauen, die versuchen, nur von Salat zu leben, haben zu wenig Eiweiß. Sie geraten dann häufig in folgenden Teufelskreis: Wegen des Serotoninmangels haben sie ständig Hunger auf Brot oder Kuchen. Um dann nicht noch mehr zu essen, lassen sie Huhn, Fisch und Käse weg. Damit fehlt aber das Tryptophan, das so dringend gebraucht würde, um den Hunger auf Kohlenhydrate zu stoppen. Ein anderer Grund kann sein, dass möglicherweise die Eiweißverwertung im Magen aufgrund fehlender Salzsäure mangelhaft ist. Ist das der Fall, wird am Ende zu viel Eiweiß ungenutzt wieder ausgeschieden.

Tryptophan hat im Stoffwechsel noch andere, sehr wichtige Aufgaben, die teilweise Vorrang haben, so dass dessen Verfügbarkeit für die Serotoninproduktion in Gehirn und Rückenmark stark reduziert sein kann. Serotonin ist für das Überleben nicht so wichtig wie andere Stoffwechselverbindungen, und der Körper verwendet das vorhandene Tryptophan entsprechend einer Hierarchie, die das Überleben des Organismus sichern soll.

Eine der entscheidenden Aufgaben von Tryptophan im Körper, also außerhalb von Gehirn und Rückenmark, besteht darin, sicherzustellen, dass genügend Niacin (Vitamin B3) zur Verfügung steht.

Niacin ist für die Energieproduktion in der Zelle wichtig. Ohne ausreichend Niacin wäre das Überleben des Körpers gefährdet, weil das Gewebe mangels Versorgung mit Energie schnell absterben würde. Niacin ist so lebenswichtig, dass der Körper ein Sicherungssystem eingerichtet hat, das es ermöglicht, Niacin aus Tryptophan zu bilden. 60 mg Tryptophan können zu einem mg Niacin umgewandelt werden.

Frauen brauchen etwa 13 bis 15 Milligramm Niacin am Tag, Männer zwischen 15 und 20 Milligramm. Niacin ist vor allem in magerem Fleisch, in Leber, Fisch, Geflügel sowie in Eiern und in geringer Menge in Milch und Gemüse vorhanden. Wenn Kalorien gespart werden sollen oder sich jemand strikt vegetarisch ernährt, hat er häufig einen Niacinmangel, ohne es zu wissen.

Bei einer eiweißarmen Ernährung fehlt also nicht nur Tryptophan, sondern auch das lebenswichtige Niacin. Somit werden bei Niacinmangel zuallererst sämtliche noch vorhandenen Tryptophan-

Restchen in Niacin umgewandelt – und dann fehlt Tryptophan. Es bleibt nichts mehr für die Serotoninproduktion übrig. Die schlimmsten Feinde von Niacin sind Zucker und Weißmehl. Je mehr davon konsumiert wird, desto weniger Niacin wird aufgenommen, desto mehr Tryptophan muss stattdessen verstoffwechselt werden – und dieses fehlt dann entsprechend beim Serotoninaufbau. Erneut ein Teufelskreis.

Ein weiterer wesentlicher Faktor für die Verfügbarkeit von Tryptophan ist Stress.

Stress reduziert beim Menschen generell die Eiweißvorräte, weil das vorhandene Eiweiß zur Bildung von Stresshormonen genutzt wird: Je mehr Stress, desto weniger Tryptophan, desto niedriger die Serotoninproduktion. Deshalb ist man bei Stress erstens häufig genervt und hat zweitens oft Appetit auf Schokolade, Kekse, Kuchen.

Die Lösung besteht in regelmäßigem Eiweißkonsum – keine Mahlzeit ohne Eiweiß, regelmäßig kleine Eiweißhäppchen zwischendurch oder Eiweißshakes (ohne Zucker, ohne Süßstoff, ohne Geschmack!), die eine biologische Wertigkeit von über 100 haben sollten.

Der Aufbau von Dopamin

Dopamin wird aus Tyrosin (und Phenylalanin) aufgebaut. Wenn nach einer eiweißreichen Mahlzeit der Tyrosingehalt des Blutes im Verhältnis zum Tryptophan steigt, wird zunächst ein Neurotransmitter namens „Dopa“ aufgebaut, der mit Hilfe von Vitamin B6 und Magnesium im Gehirn zu Dopamin umgewandelt wird. Vitamin B6

Grafik rechte Seite: Der Aufbau von Serotonin und Dopamin durch Nahrung

Der Effekt einer Mahlzeit auf die Gehirnchemie

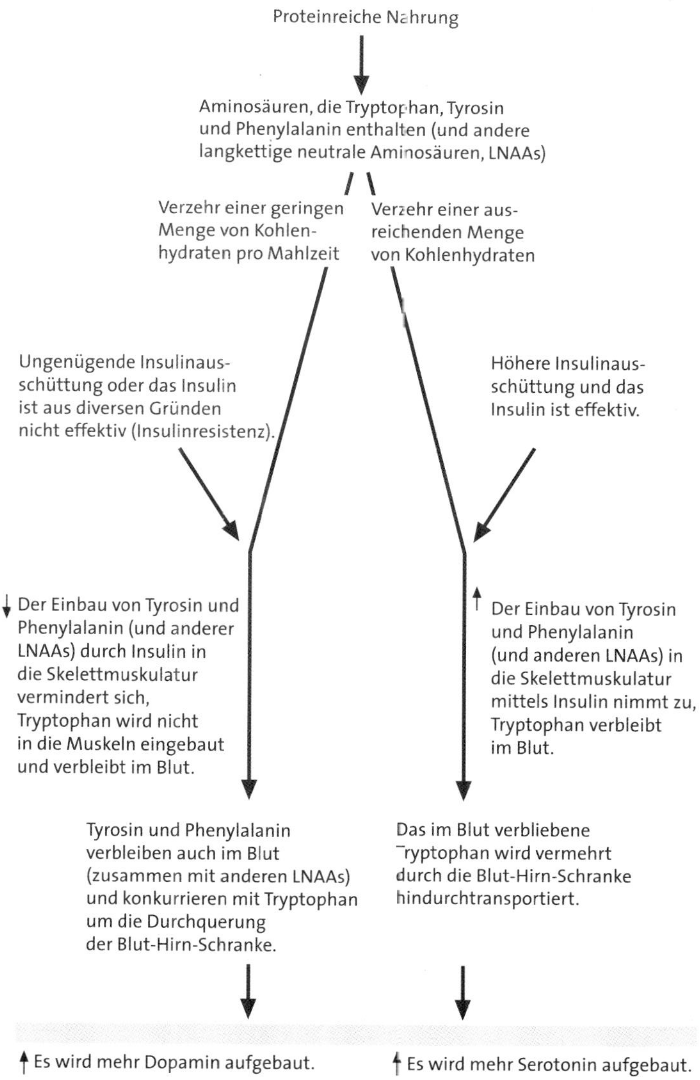

ist in Lachs, Sardinen, Huhn, Avocado, Zucchini, Bananen, Roggenbrot (bzw. Roggenmehl) und Kartoffeln enthalten. Das Dopamin wird in den Nervenzellen gespeichert.

Dopamin kann ohne die Hilfe von Insulin aufgebaut werden, daher ist es viel leichter, aufgrund von Ernährungsfehlern in ein Serotonindefizit zu geraten als in ein Dopamindefizit. Überdies befindet sich viel mehr Tyrosin in eiweißreichen Lebensmitteln als L-Tryptophan. Wenn Dopamin fehlt, dann weil es durch endlosen Stress ebenfalls verbraucht wird.

Aus biologischen Gründen besteht also nicht die Möglichkeit, dass zur gleichen Zeit gleich viel der beiden Ausgangsstoffe Tryptophan oder Tyrosin ins Gehirn gelangen. Es ist zwar nicht so, dass entweder „nur" Tryptophan ins Gehirn gelangt oder „nur" Tyrosin, aber es kann nur entweder überwiegend Serotonin aufgebaut werden oder überwiegend Dopamin.

Man kann also entweder so essen, dass man sich aktiviert, oder dass man sich beruhigt – indem man entweder Serotonin herstellt oder Dopamin. Nahrung hat also einen sehr großen Einfluss auf emotionale und kognitive Fähigkeiten.

10. Kapitel
Wie richtige Ernährung hilft

„Das hätte ich nun nicht gedacht", sagt Britta. „Ich habe sogar etwas abgenommen, nachdem ich Ihre Ernährungsvorschläge eingehalten habe." Um Bulimie und Binge Eating zu begegnen, macht es sehr wenig Sinn, die Heißhungerattacken zu kontrollieren, wenn sie auftreten: Im Moment, wo die Attacke beginnt, hat sich der Hypothalamus bereits durchgesetzt. Ein Kontrollversuch wäre das Gleiche, als führe man mit 80 bei Glatteis in eine Kurve und würde dann versuchen, die Gesetze der Physik mit dem freien Willen zu besiegen. Nutzlos. Das Auto schleudert, und allenfalls kann man noch das Schlimmste durch geschicktes Lenken verhüten.

Klüger hingegen ist es, das Auto bei Glatteis stehen zu lassen oder im Schritttempo zu fahren und den Machtkampf mit der Natur lieber nicht zu suchen.

Selbst dann, wenn man wirklich alles genau so macht, wie hier vorgeschlagen wird, gilt trotzdem Folgendes: Das Gehirn gibt Lösungen, die es einmal gefunden und über lange Zeit praktiziert hat, nicht von einem Tag auf den anderen auf. Selbst wenn die Lösung „Ess-Brech-Attacke" psychologisch als Disstress, als Fehler, als Versagen, als Pein erlebt wird: Für das Gehirn ist es eine Lösung, und eine überlebensnotwendige dazu.

Das bedeutet, es wäre grundfalsch, nach der ersten Heißhungerattacke sofort wieder aufzugeben. Bis sich die Gehirnchemie so verändert hat, dass auch unter akutem Stress keine Attacken mehr auftreten, braucht es eine gewisse Zeit und zwar mehrere Monate, auch dann, wenn Sie alle hier genannten Ratschläge befolgen. Überdies wird besonders der ausschlaggebende Cortisolspiegel nicht nur durch Essen reguliert, sondern auch durch Stress – auch wenn falsches Essen sehr wohl zu einem ständig überhöhten Cortisolspiegel beitragen kann.

Es ist falsch, sich selbst für die Attacken zu verurteilen. Das hilft nicht, erzeugt aber mit Sicherheit genau jenes Mehr an Stress, das dafür sorgt, dass die Attacken langfristig wieder und wieder auftreten.

Es macht also Sinn, die Attacken vorläufig hinzunehmen und „drum herum“ zu essen, das heißt alle anderen Mahlzeiten sorgfältig zu planen. Das Wichtigste ist ein stabiler Blutzuckerspiegel.

Blutzuckerspiegel, Insulin und Insulinresistenz

Stellen Sie sich vor, Sie möchten ein Feuer anzünden, das Sie einen ganzen Abend lang warm hält. Angenommen, Sie würden versuchen, nur altes Papier zu verbrennen. Das könnte nicht funktionieren. Papier verbrennt schnell und heftig, es erzeugt ein sehr kurzes Feuer, das umgehend wieder erlöscht. Wenn Sie es wirklich längerfristig warm haben wollen, brauchen Sie einen Stoff, der langsam verbrennt. Das kann Holz sein oder Kohle, je nachdem ob Sie einen Kamin beheizen wollen oder einen Ofen.

Genauso ist es mit Nahrung. Zucker und raffinierte Kohlenhydrate wie Weißbrot, Pizza und Kuchen sind wie Papier. Sie verbrennen im Körper schnell und heftig, sorgen dafür, dass sehr leicht Fett gespeichert wird, und machen schnell wieder Hunger. Also isst man bald wieder etwas, meist etwas Süßes, und so wird das Papierfeuer wieder angefacht. Und das ergibt einen sehr instabilen Blutzuckerspiegel.

Als „Blutzuckerspiegel“ oder auch „Blutglukosespiegel“ bezeichnet man die Menge an Glukose (Einfachzucker), die im Blut gelöst schwimmt.

Normal sind Blutzuckerwerte zwischen 85 und 105 Milligramm Glukose pro 100 Milliliter Blut.

	Blutzucker (BZ) mg/dl	Blutzucker in mmol/l
Erwachsene	90–110	5,0–6,1
Jugendliche	90–110	5,0–6,1
Schulkind	80–110	4,4–6,1
Kleinkind	80–110	4,4–6,1
Säugling	60–90	3,3–5,0
Neugeborene	60–90	3,3–5,0

Das sind die Werte, bei denen Gehirn und Nervenzellen optimal versorgt werden.
Nach dem Verzehr von Süßspeisen kann der Blutzuckerspiegel auf über 300 mg/dl klettern.

Folgende Werte sind zu tief:

- 75 mg/dl: Man fühlt sich unruhig.
- 65 mg/dl: Man ist gereizt, leicht aggressiv und neigt zu depressiven Verstimmungen.
- 55 mg/dl: Man ist extrem müde; Angstzustände und Schwindelgefühle treten zusätzlich auf.
- 45 mg/dl: Unfähig, einen klaren Gedanken zu fassen. Man fühlt sich verzweifelt, weiß nicht, wie man den Tag, die nächsten Stunden meistern soll. Trotz größter Müdigkeit ist man unfähig, einzuschlafen.
- 30 mg/dl: Selbstmordgedanken.

Bei normalen Blutzuckerwerten fühlt man sich satt und ausgeglichen, ist fähig, sich zu konzentrieren und Probleme angemessen zu lösen.

Ein niedriger Blutzuckerspiegel hat Folgen: Der Körper verlangt dann nach Nahrung, die das Gehirn (schnell) einfordert, und man entwickelt ein Verlangen nach stärke- und zuckerhaltigen Lebensmitteln, wie etwa Alkohol, Schokolade, Eis, Kuchen und Gebäck. Das kann sich bis zu einer unkontrollierten Heißhungerattacke steigern.

Ein niedriger Blutzuckerspiegel bedeutet: Heißhunger!

Insulin hat die Aufgabe, gelöste Glukose (Einfachzucker) in die Körper- und Gehirnzellen hineinzuschleusen. Ohne Insulin würde der Mensch verhungern, egal wie viel er isst, weil keine Nahrung in den Zellen ankäme.

Wenn man gerade etwas gegessen hat und der Blutzuckerspiegel hoch ist, dann wird die Glukose, die im Blut gelöst ist, in die Zellen geschleust. Das macht der Körper, solange er annimmt, dass die Energie sofort gebraucht wird. Wenn überflüssige Glukose im Blut ist, wird diese als Fett eingelagert, ein kleiner Teil wird in der Leber und in den Muskeln als Glykogen gespeichert.

Durch die Einwirkung von Insulin sinkt der Blutzuckerspiegel wieder ab. Je nachdem, wie stark der Blutzuckerspiegel angestiegen ist, desto mehr Insulin wird ausgeschüttet und umso stärker sinkt er wieder ab.

Wenn viel zu viel Insulin ausgeschüttet wird, wie nach dem Konsum von Zucker und Weißmehl, sinkt der Blutzuckerspiegel viel zu schnell wieder ab – und genau das löst die nächste Heißhungerattacke aus.

Hinzu kommt Folgendes: Normalerweise greift der Körper, wenn die im Blut gelöste Glukose nach einer Mahlzeit verbraucht ist, auf seine Reserven zurück. Bei einem gesunden Menschen, der sich angemessen ernährt, gelingt es der Leber den Blutzuckerspiegel einigermaßen konstant zu halten.

In den Zeiten zwischen den Mahlzeiten, also wenn man gerade nichts isst, gibt die Leber gespeicherten Zucker ins Blut ab. Sie ist fähig, Glukose in Form von Glykogen zu speichern, wenn viel Glukose vorhanden ist, und sie wandelt Glykogen in Glukose um, wenn der Blutzuckerspiegel abzusinken droht, so dass Gehirn- und Körperzellen immer konstant mit Nahrung versorgt werden und der Blutzuckerspiegel auf einem konstanten Wert bleibt.

Anders hätte die Menschheit in den Jahrmillionen, in denen sie ohne Kühlschrank auskommen musste, wohl kaum überlebt.

Menschen können tage- oder wochenlang ohne Nahrung (allerdings nicht ohne Wasser) auskommen. Nach einer Anfangsphase, in der der Blutzuckerspiegel absinkt und man sich hungrig fühlt, geht der Hunger wieder vorbei und der Blutzuckerspiegel bleibt auf niedrigem Niveau konstant.

Ist allerdings zu viel Insulin im Blut, kann die Leber die in ihr gespeicherte Glukose (Glykogen) nicht ins Blut abgeben. Die Folge ist, dass der Blutzuckerspiegel unnatürlich schnell wieder absinkt, gekoppelt an die Neigung, sehr schnell und sehr häufig wieder hungrig zu werden ... Und so kommt es erneut zu Essgelüsten nach stärkehaltigen Kohlenhydraten.

Die Menge des ausgeschütteten Insulins bestimmt auch, welche Energie der Körper nach und vor allem zwischen den Mahlzeiten verbrennt.

Bei der Energieverbrennung hält der Körper eine strikte Reihenfolge ein:

1. Alkohol (denn es gibt für den Körper keine Möglichkeit, Alkohol zu speichern),
2. Proteine (also Eiweiß),
3. Kohlenhydrate,
4. Fett.

Üblicherweise besteht die Energie, die verbrannt wird, aus einer Mischung aus Kohlenhydraten und Fetten. Ob in dieser Mischung Kohlenhydrate oder Fette überwiegen, regelt der aktuelle Insulinspiegel im Blut. Ist dieser hoch, dann speichert der Körper das Fett und verbrennt die Kohlenhydrate. Ist der Insulinspiegel niedrig, verbrennt der Körper vor allem Fett. Solange Insulin im Blut ist, findet kein Fettabbau statt, egal, ob man kaum etwas gegessen hat oder Sport treibt. Für alle Formen der Gewichtsreduktion sind daher Insulinpausen notwendig.

Insulinresistenz

Damit die Glukose aus dem Blut in die einzelne Körperzelle hineintransportiert werden kann, muss sich das Insulin mit der Zelle verbinden. Wenn es an der Zelloberfläche – der Membran – angedockt hat, kann es Glukose in die Zellen hineinschaufeln und die Zelle wird so ernährt.

Für dieses Andocken an der Zellmembran, der Außenhaut der Zelle, braucht die Zelle eine Art Verbindungsstück, einen so genannten Rezeptor. Rezeptoren gibt es für alle möglichen Botenstoffe. Diese Rezeptoren sind die Kommunikationsmöglichkeiten der Zelle mit ihrer Umwelt: Mit Hilfe von Signalstoffen weiß die Zelle, ob sie Nahrung bekommt, ob Gefahr droht, welche Stoffe sie produzieren soll (z.B. Salzsäure, wenn es sich um eine Magenzelle handelt) usw. Rezeptor und Botenstoff müssen zusammenpassen wie Schlüssel und Schloss, daher „weiß" die Zelle, was welcher Botenstoff von ihr will. Damit sie ernährt werden kann, braucht sie viele Rezeptoren für Insulin. Wenn diese vorhanden sind, nennt man die Zelle „insulinsensitiv". Trifft das Insulin also auf eine große Anzahl passender Rezeptoren, so kann es problemlos Energie in Form von Glukose in die Zellen hineinschleusen. Wenn langfristig zu wenig Insulinrezeptoren vorhanden sind und die Zelle nur ganz schlecht ernährt werden kann, nennt man die Zelle „insulinresistent".

Zellen werden insulinresistent, wenn ständig zu viel Insulin im Blut ist. Also dann, wenn man aus verschiedenen Gründen einen permanent zu hohen Blutzuckerspiegel hat.

Da bei der Reaktion zwischen Körperzelle und Insulin normalerweise Insulin abgebaut wird, bleibt im Zustand der Insulinresistenz der Insulinspiegel zu hoch – das ausgeschüttete Insulin wird schlicht nicht mehr verbraucht.

Auch der Blutzuckerspiegel kann aufgrund der Insulinresistenz nicht mehr sinken. Daher sind im Zustand der Insulinresistenz sowohl der Blutzuckerspiegel als auch der Insulinspiegel zu hoch. Das wiederum verstärkt die Tendenz der Zelle, noch resistenter gegenüber dem Insulin zu werden – letztlich ein Teufelskreis. Mit zunehmender Insulinresistenz der Zellen steigt nun leider die Insulinausschüttung der Bauchspeicheldrüse, da die Zellen dringend Glukose bzw. Aminosäuren benötigen.

Solange das Verhalten gleich bleibt, dreht sich das Rad immer schneller und schneller ... bis das so genannte Syndrom X auftritt, ein Komplex aus folgenden Symptomen:

- Hypertonie (zu hoher Blutdruck)
- Hyperlipidämie (zu hohe Blutfettwerte)
- Hyperglykämie (zu hoher Blutzuckerspiegel)
- Hyperinsulinämie (zu hoher Insulinspiegel).

Weil die Zellen bei Insulinresistenz zu wenig Nahrung haben, obwohl im Körper eigentlich genug vorhanden wäre, versiegt das Sättigungsempfinden. Statt des Gefühls „satt" verspürt der Betroffene das ungezügelte Verlangen nach „leeren" Kohlenhydraten: Essgelüste und Fressanfälle sind die Folge. Weil das Gehirn aber – trotz des Kohlenhydrate-Überkonsums – unterversorgt ist, leidet irgendwann die Denkfähigkeit.

Cortisol und Blutzuckerspiegel

Adrenalin und Cortisol werden unter zwei Bedingungen ausgeschüttet:

1. wenn man unter Stress steht (s.o.)
2. wenn der Blutzuckerspiegel absinkt.

In beiden Fällen versucht der Körper, gespeicherten Zucker (Glykogen) zu mobilisieren. Und dafür braucht er Cortisol. Mit Cortisol wird, wie schon dargestellt, ein weiterer Botenstoff im Gehirn ausgeschüttet, nämlich NPY. NPY ist einer der stärksten Hungermacher auf Kohlenhydrate überhaupt. Man muss schon ein Superheld sein, um gegen den von NPY ausgelösten Drang, Zucker und Kohlenhydrate zu essen, anzukommen.

Auf diese Weise kann man in der Cortisol/Adrenalin/Blutzuckerschaukel gefangen werden. Denn mit der schnellen Erhöhung des Blutzuckerspiegels triggert man eine überhöhte Insulinausschüttung an und das sorgt dann wieder für einen schnell absinkenden Blutzuckerspiegel – und das Drama beginnt von neuem. Der Blutzucker ist zu tief und es wird erneut Cortisol ausgeschüttet. Es kommt zu einer permanenten Hypoglykämie, und die führt häufig zu Symptomen, die dann psychiatrisch diagnostiziert werden, z.B. zu Angstattacken. Wenn der Körper mit Cortisol und Adrenalin vollgepumpt ist, ist er im „Flucht-oder-Kampf-Modus" und das Herzrasen und die Angstsymptome können so stark werden, dass man beginnt, um sein Leben zu fürchten. Sowie der Blutzuckerspiegel unter Kontrolle gebracht wurde, verschwinden oder mildern sich häufig auch die Angstsymptome.

Drei Grundnährstoffe: Kohlenhydrate, Fett und Eiweiß

Ernährungswissenschaftler haben sich in den letzten Jahrzehnten vor allem bemüht herauszufinden, welche Nahrung gesund ist und was der Mensch essen sollte. Dabei haben sie sich sehr häufig auf das Mengenverhältnis zwischen den einzelnen Makronährstoffen konzentriert und erbitterte Schlachten um die Frage ausgefochten, ob der Mensch nun mehr Kohlenhydrate oder mehr Eiweiß konsumieren sollte und wie viel Fett er denn nun wirklich „darf". In aller Regel haben die Wissenschaftler von Kohlenhydraten so gesprochen, als seien alle Kohlenhydrate gleich, ebenso wie alle Proteine (also Eiweißquellen), und vor Fetten wurde gewarnt, als sei Fett gleich Fett. Schlussendlich wurde so getan, als wäre der Stoffwechsel aller Menschen gleich und als gäbe es daher für alle gültige Ratschläge. Für einige Erkenntnisse stimmt das sogar, für andere aber nicht.

Denn es sind weder alle Kohlenhydrate noch alle Proteine noch alle Fette gleich.
Sie unterscheiden sich allesamt chemisch sehr deutlich und somit

- unterscheiden sie sich in der Art und Weise, wie der menschliche Körper sie verstoffwechselt;
- unterscheiden sie sich hinsichtlich ihrer Fähigkeit, an der Produktion bestimmter Botenstoffe in Gehirn und Körper mitzuwirken;
- unterscheiden sie sich hinsichtlich ihrer direkten oder indirekten Wirkung auf den menschlichen Appetit (und somit auf die Menge der verzehrten Nahrungsmittel).

Süchtiges Verhalten, so wurde in den letzten Kapiteln dargestellt, wird immer von einem Absinken des Serotoninspiegels ausgelöst. Folglich trägt alles, was zu einem Absinken des Serotoninspiegels führt, auch zu süchtigem Verhalten bei. Die Frage ist daher nicht, ob Kohlenhydrate generell gut und Fette generell böse oder Fette gut und Kohlenhydrate böse sind.

Die Frage bezüglich Sucht und Gesundheit ist, wie die unterschiedlichen Fette und Kohlenhydrate wirken.

Falsche Fette und schlechte Kohlenhydrate unterscheiden sich von ihrem gesunden Gegenpart dadurch, dass sie Lust auf mehr machen und das Appetitsystem langfristig außer Kraft setzen. Gesunde Fette und gesunde Kohlenhydrate steigern den Serotoninspiegel oder stabilisieren ihn zumindest, aber sie senken ihn nicht. Daher tragen sie nichts zur Sucht bei, sondern wirken süchtigem Verhalten sogar entgegen.

Das jeweils benötigte Mengenverhältnis zwischen den beiden Makronährstoffen Kohlenhydrate und Fette ist unterschiedlich, und zwar hängt es vom Verbrennungstyp ab: schneller oder langsamer Verbrenner. Wer Kohlenhydrate sehr schnell verstoffwechselt, braucht etwas anderes als jemand, der Kohlenhydrate langsam verbrennt.

Die Frage allerdings, welche Kohlenhydrate und Fette gesund sind, ist nicht nur eindeutig, sondern auch für beide Typen identisch zu beantworten.

Kohlenhydrate

Der Begriff „Zucker" kann irreführend sein. Die meisten Menschen denken beim Begriff „Zucker" an weißen Haushaltszucker. „Zucker" kann aber eine Menge Bedeutungen haben und um zu verstehen, auf was man eigentlich süchtig oder mit Blutzuckerspiegelschwankungen reagiert, ist es wichtig, zu wissen, was Zucker wirklich ist.

Kohlenhydrate sind einer der drei Grundnährstoffe, die der Körper braucht, um zu existieren, die anderen beiden sind Fett und Proteine.

Was genau sind Kohlenhydrate? Es handelt sich bei ihnen um wesentliche Bestandteile von Nahrungsmitteln. Stärke, Zucker, Ballaststoffe – all das sind Kohlenhydrate, wobei Stärke und Zucker die Energiereserven der Natur sind, denn sie werden aus Sonnenlicht, Kohlenstoffdioxid und Wasser gebildet. Zucker, Stärke und Ballaststoffe sind alles verschiedene Formen von Kohlenhydraten.

Die einfachste Form der Kohlenhydrate sind die Einfachzucker, die Monosaccharide. Das bedeutendste Monosaccharid ist die Glukose, die sowohl als Einfachzucker als auch als Grundbaustein von Stärke in Nahrungsmitteln vorkommt. Weitere Monosaccharide sind Fructose und Galaktose.

Durch die Verbindung zweier Monosaccharide entsteht ein so genanntes Disaccharid, ein Zweifachzucker. Disaccharide sind:

a. *Saccharose* (Rohr- oder Rübenzucker, also der gewöhnliche weiße Haushaltszucker), dieser ist eine Verbindung aus einem Molekül Fructose und einem Molekül Glukose;

b. *Maltose* (Malzzucker – der in Bier enthaltene Zucker), zusammengesetzt aus zwei Teilen Glukose;
c. *Laktose* (Milchzucker – der Zucker, der die Milch süßlich schmecken lässt), eine Verbindung aus einem Teil Glukose und einem Teil Galaktose.

Je länger die Kette der Monosaccharide in einem Kohlenhydrat wird, desto weniger süß schmeckt es. Während Einfachzucker ausgesprochen süß und Zweifachzucker ebenfalls noch recht süß schmecken, vermitteln die so genannten Mehrfachzucker, die Polysaccharide, nur noch ein sehr reduziertes „süßes" Geschmackserlebnis. Kartoffeln schmecken weniger süß als Schokolade und Weißbrot schmeckt süßer als Vollkornbrot.

Zellulose, Stärke und Glykogen sind Polysaccharide. Sie bestehen aus mehr als 1 000 Bausteinen Glukose. Man nennt sie daher auch „komplexe Kohlenhydrate".

Ballaststoffe sind sehr lange Ketten von Monosacchariden. Sie unterscheiden sich von anderen Kohlenhydraten dadurch, dass der menschliche Körper keine Enzyme besitzt, um sie zu verdauen. Deshalb erreichen Ballaststoffe den Dickdarm, ohne sich in ihrer Struktur zu verändern. Es gibt verschiedene Arten von Ballaststoffen mit entsprechend unterschiedlichen Eigenschaften. Einige von ihnen sind wasserlöslich und quellen im Darm auf. Sie verzögern die Geschwindigkeit, mit der ein Lebensmittel verdaut wird. Andere Ballaststoffe, z.B. Zellulose, sind wasserunlöslich, das heißt, sie beeinflussen nicht die Verdauungsgeschwindigkeit von Nahrung.

Kohlenhydrate finden sich vor allem in pflanzlicher Nahrung wie in Getreide, Früchten, Gemüse und Hülsenfrüchten (Erbsen und Bohnen). Auch Milchprodukte enthalten Kohlenhydrate in Form von Milchzucker (Laktose). Hierin liegt einer der Gründe, warum Milchprodukte sehr wohl zu einem instabilen Blutzuckerspiegel beitragen können. Der Zucker in Früchten ist ebenso ein Kohlenhydrat wie der in Honig, Soft-Drinks, raffiniertem (= verarbeitetem) Zucker und Süßigkeiten. Allerdings werden beispielsweise Hülsenfrüchte sehr langsam verstoffwechselt, Milchprodukte erheblich schneller. Der Zucker in Milchprodukten kann auf zuckersensible Menschen intensiv wirken und zu einem instabilen Blutzucker beitragen, daher sind auch Milchprodukte kein Lebensmittel, das man in unbegrenzter Menge verzehren sollte.

Die Unterscheidung zwischen den einzelnen Kohlenhydratsorten ist deshalb so wichtig, weil sich daran bemisst, wie schnell sie nach dem Konsum verstoffwechselt werden. Und je schneller sie verstoffwechselt werden, desto eher tragen sie zu Blutzuckerschwankungen bei.

Wichtig ist: All diese Kohlenhydratformen sind Zucker und Ihr Körper reagiert auch auf diesen Zucker. Alle tragen zu Blutzuckerschwankungen bei, auch wenn sie kein weißer Haushaltszucker sind.

Die vielen Namen des Zuckers

Brauner Zucker: Brauner Zucker ist eine Sammelbezeichnung für alle Zuckersorten mit brauner Farbe. Zur Gewinnung von braunen Zuckern gibt es unterschiedliche Verfahren: z.B. werden weiße Zuckerkristalle mit braunen Zuckerrohrsirupen gemischt, sie werden aus durch Hitzeeinwirkung braun gewordenen Sirupen (Karamellisierung) oder aus Mischungen von weißen und braunen Sirupen auskristallisiert, weniger häufig sind es Zwischenprodukte bei der Zuckerherstellung. Anhaftender Sirup verleiht dem Zucker Färbung und klebrige feuchte Konsistenz. Brauner Zucker ist nicht gesünder als andere Zuckerarten!

Dekorierzucker: Feinster Puderzucker, oft mit Fett umhüllt, zur Dekoration von Gebäck, da auf warmem Gebäck nicht schmelzend.

Demerara-Zucker: Weißer Rohrzucker, der mit Melasse aus Zuckerrohr versetzt ist. Er bildet ein großes, leicht klebriges, braunes Kristall. Er wird häufig zu Kaffee serviert und auch bei der Herstellung von Gebäck und Süßigkeiten verwendet.

Dextrose: Anderer Name für Glukose. Einfachzucker.

Einmachzucker: Eine grobkörnige Raffinade, die besonders rein und auch durch die grobe Struktur ideal zum Einmachen von Obst und Gemüse ist. Enthält kein Geliermittel.

Farin: Feiner, brauner Zucker, durch Zufügen von Sirup braun gefärbt.

Fondant: Gerührte Masse aus gekochtem Zucker und Glukosesirup, sehr fein und kristallin, für die Zubereitung von Glasuren auf Gebäck und Torten, für Füllungen in Süßwaren, Pralinen und Konfekt.

Fruchtzucker (auch Fructose genannt): Einfachzucker und Grundbaustein vieler Mehrfachzucker. Ist neben Traubenzucker einer der Hauptbestandteile von Honig (27 bis 44 Prozent).

Galaktose: Einfachzucker, s.o.

Gelierzucker: Für Konfitüren, Gelees und Marmeladen; aus Raffinade mit gehärtetem Palmöl, Pektin als Geliermittel sowie Zitronensäure oder Weinsäure als Säurungsmittel, teilweise auch mit Konservierungsstoffen.

Glukosesirup: Auch Bonbonsirup genannt. Ein flüssiger Stärkesirup. Wird für die Produktion von Süßwaren, Likören, Marmeladen, Marzipan, Fondants etc. verwendet.

Hagelzucker: Sieht aus wie kleine Hagelkörner, zum Verzieren von Gebäck oder als Brotbelag; aus Raffinade durch Agglomerieren hergestellt.

Hexosen: Einfachzucker wie Glukose mit hoher Süßkraft

Honig

Invertzucker: Wässrige, teilweise kristallierte Lösung aus Saccharose. Wird für die Herstellung von Obstkonserven, Speisesirup, Likör oder Gebäck verwendet.

IsoGlukose (auch „Glukose-Fructosesirup", „High-fructose corn syrup"): In Getränken und Obstkonserven verwendet, ein durch Stärkeabbau gewonnenes Produkt, vorwiegend aus Mais- oder Weizenstärke hergestellt.

Kandisfarin: Brauner Kandis mit kleinerer Kristallgröße.

Kandiszucker: Zuckerkristalle von unterschiedlicher Größe und Farbe; entsteht durch langsames Auskristallisieren reiner Zuckerlösung. Um braunen Kandis zu erhalten, wird karamellisierter Zucker zugefügt; gleiche Süßkraft wie Raffinade.

Karamell: Durch Erhitzen von Zuckerarten entstehende braune Masse. Je nach Erhitzungsdauer mit hell- bis dunkelbrauner Farbe und aromatischem bis herben Karamellgeschmack.

Laevulose: Bezeichnung für Fruktose, den Fruchtzucker.

Laktit: Ein Zuckerstoff, der aus Milchzucker gewonnen wird.

Läuterzucker: Klarer, dickflüssiger Sirup aus Zucker und Wasser, z.B. für die Herstellung von Mixgetränken eingesetzt, da auch kalt schnell löslich.

Maltodextrin: Wasserlösliches Kohlenhydratgemisch, bestehend aus Maltose und Dextrose. Wird eingesetzt, um Lebensmittel mit Kohlenhydraten anzureichern.

Maltose, Malzzucker: Aus Stärke gewonnener Zucker, der bei der Produktion von Alkohol zum Einsatz kommt.

Melasse: Als dunkelbrauner Sirup verbleibender „Produktionsrest" der Zuckerherstellung; dient der Alkohol- oder Hefenherstellung, wird auch als Viehfutter verwertet. Melasse aus Zuckerrohr findet bei der Rumherstellung Verwendung.

Milchzucker („Laktose", „Sandzucker"): In der Milch vorkommend, ist ein Zweifachzucker aus Glukose und Galaktose.

Muskovade/Muscovado: Ungereinigter und unraffinierter brauner Rohrzucker.

Palmzucker: Ein Extrakt aus dem Blütensaft der Atta- und Zuckerpalme (Unterfamilie Arecoideae). Er ist weniger süß als anderer Zucker und hat eine karamellartige Note.

Perlzucker: Andere Bezeichnung für Hagelzucker (siehe oben).

Pilézucker: Weißzucker aus Zuckerplatten in Stücke zerschlagen.

Puderzucker oder Staubzucker: Fein gemahlene Raffinade; bei der Herstellung von Zuckerglasuren und zum Backen verwandt.

Rohrzucker: Zucker, aus Zuckerrohr hergestellt; gleichbedeutend mit Saccharose, chemisch identisch mit dem Rübenzucker. Rohrzucker wird häufig im Erzeugerland als Rohzucker abgegeben und in speziellen Zuckerraffinerien aufgelöst, erneut kristallisiert (= raffiniert) und je nach Bedarf des lokalen Marktes in verschiedenen Sorten an die Verbraucher abgegeben. Vollrohrzucker ist eingedickter und getrockneter Zuckerrohrsaft ohne weitere Verarbeitung. Er besteht zu 95 Prozent aus Saccharose und anderen Zuckerarten, enthält aber auch Mineralstoffe, Spurenelemente und Vitamine.

Seidenzucker: Fein verarbeiteter Zucker für edle Verzierungen.

Sirup: Ahornsirup, Rübensirup, Birnendicksaft u.a. Sirupe werden durch mehrmaliges Kochen des Saftes hergestellt. Hoher Zuckeranteil: Ahornsirup 65 Prozent, Rübensirup 62 Prozent, Birnendicksaft 78 Prozent.

Stärkezucker: Alle aus Stärke (z. B. Maisstärke) hergestellten Zuckerarten, u.a. Isoglukose, Stärkesirup, Glukosesirup Maltodextrin; in der Industrie zunehmend verbreitet, häufige Alternative zu Zucker.

Teezucker: Grobkörniger Zucker (mit etwa 5mm feiner als Kandiszucker).

Traubenzucker (auch Glukose oder Dextrose genannt): Wird aus Stärke hergestellt und ist als Einfachzucker der Grundbaustein vieler Mehrfachzucker. Kommt im Stoffwechsel des Menschen als so genannter Blutzucker vor und ist neben Fruchtzucker einer der Hauptbestandteile des Honigs.

Vanillezucker: Feiner weißer Zucker mit echtem Vanillemark gemischt.

Vanillinzucker: Statt echter Vanille wird Vanillin-Aroma mit feinem weißen Zucker vermischt.

Weißzucker: Auch „Grundsorte“, Vorform der Raffinade.

Würfelzucker (auch Stückenzucker): Angefeuchtete Raffinade meist zu Quadern (nur noch selten zu Würfeln) gepresst, anschließend wieder getrocknet. Variante: Bridge-Zucker.

Zuckeralkohole: Als Zuckeraustauschstoffe verwendet. Zuckerabbau bei Verdauung langsamer als normaler Zucker. Bedeutsam für nicht insulinpflichtige Diabetiker z.B. Sorbit, Xylit und Mannit.

Zuckerstreusel: Typisch holländischer Brotbelag zum Frühstück aus eingefärbtem Zucker.

Zuckerkulör: Lösung aus sehr dunklem und damit nicht mehr süßem Karamell, zum Färben von Speisen verwendet.

Zuckerlompen: Werden aus Zuckerrohr hergestellt. Die ungleichmäßigen Stücke werden gepresst und passen gut zu vielen heißen Getränken. Sie lösen sich schneller als Kandis.

Für die Geschwindigkeit, mit der ein Nahrungsmittel verstoffwechselt wird, spielen folgende Faktoren eine Rolle: Wichtig ist der Fettgehalt eines Lebensmittels (fetthaltige Lebensmittel werden langsamer verstoffwechselt), der Ballaststoffgehalt (je mehr Ballaststoffe, desto langsamer) und die „Partikelgröße".

Besonders die Partikelgröße ist entscheidend. Stellen Sie sich vor, Sie essen auf einmal 20 Äpfel ... kaum jemand schafft das. Aber 1–2 Liter Apfelsaft, frisch gepresst, das kann man wohl trinken. Können Sie 8 Kartoffeln auf einmal essen? Ich nicht. Aber einen ordentlichen Teller Kartoffelbrei, das ist kein Problem. 8 Kartoffeln, zerstampft zu Brei, kann man essen.

Die Partikelgröße eines Produktes bemisst sich danach, wie stark es verkleinert wurde. Es spielt keine Rolle, ob Sie die Kartoffeln selbst stampfen oder ein Fertigprodukt kaufen: Je mehr eine Nahrung zerkleinert wurde, desto mehr kann man in kürzerer Zeit davon essen. Umso schneller wird sie auch verstoffwechselt und desto instabiler wird der Blutzuckerspiegel. Je stärker ein Lebensmittel verarbeitet ist, desto süchtiger macht es. Meist sind ihm dann auch die Ballaststoffe entzogen worden ... Vollkornbrot wird viel langsamer verstoffwechselt als Weißbrot, das eine viel kleinere Partikelgröße hat.

Früchte sind im Grunde gesund, sie enthalten viele notwendige Mineralien und Vitamine, aber auch viel Fructose, also eine der süchtig machenden Zuckerarten. Wer seinen Blutzuckerspiegel unter Kontrolle bekommen möchte, der muss seinen Früchtekonsum auf jene Früchte beschränken, die langsam verstoffwechselt werden.

Diätgetränke

Besonders fatal sind Diätgetränke wie Cola oder Limonade mit Süßstoff, aber auch sämtliche mit Süßstoffen auf „süß" getrimmten Lebensmittel.

Denn durch den Konsum von so genannten Diätgetränken und -lebensmitteln entsteht ein Bedarf nach weiterer Nahrungsaufnahme: Schmeckt die Zunge „süß", nimmt das Gehirn an, dass dem Körper Energie in Form von Zucker zugeführt wird. Es weist die Leber an, die Produktion von Zucker aus den Protein- und Stärkereserven des Körpers einzustellen und stattdessen die im Blut zirkulierenden Stoffwechselbrennstoffe zu speichern.

Ein normaler Stoffwechsel gibt während der „Fastenphase" zwischen den Mahlzeiten die gespeicherte Energie ab. Deshalb hat man in dieser Zeit auch nicht ständig Hunger. Süßstoffe signalisieren dem Gehirn, dass die Fastenphase zu Ende ist und wieder Energie kommt. Folglich tut der Körper das, was er immer während der Nahrungsaufnahmephase tut: Er speichert Energie. Daher fehlt dem Körper jetzt Energie – und er bekommt Hunger.

So fördern sämtliche Süßstoffe Heißhungerattacken ganz ungemein.

Zucker und Süßstoff

Süßstoffe sind sogar noch schlimmer als Zucker. Denn sie konditionieren das Gehirn auf das Bedürfnis nach Zucker und erzeugen künstlich Hunger (vgl. *Diätgetränke*). Daher ist es ausgesprochen ratsam, die Etiketten genau zu lesen. Letztlich sind alle Zuckerformen problematisch, mögen sie sich auch noch so gekonnt hinter den verschiedensten Namen verstecken.

Süßstoff

Süßstoffe sind synthetisch hergestellte oder natürliche Ersatzstoffe für Zucker, die eine wesentlich stärkere Süßkraft haben. Die Süßkraft der Süßstoffe wird immer auf Saccharose bezogen, die demnach die Süßkraft 1 hat. Wenn die „relative Süßkraft" einen Wert von 130 hat, ist dieser Stoff 130mal süßer als unser Zucker.

Name	Relative Süßkraft
Acesulfam (E 950)	130–200
Aspartam (E 951)	200
Aspartam-Acesulfam-Salz (E 962)	350
Cyclamat (E 952)	30–50
Saccharin (E 954)	300–500
Sucralose (E 955)	600
Thaumatin (E 957)	2000–3000
Neohesperidin (E 959)	400–600

Regelrecht lebensgefährlich sind industriell hergestellte Zuckerformen wie „High-fructose corn syrup", ein „Wundermittel", das zu einem Großteil aus Fructose besteht und das sehr viel süßer ist als alles, was in der Natur vorkommt. Fructose ist an und für sich ein gesunder Zucker – wenn er so verwendet wird, wie er von der Natur „hergestellt" wird, also in Früchten und bestimmten Gemüsesorten. Die hier genannte Fructose wird aus Mais hergestellt. In Form von Getränken und Frühstücksflocken, die inzwischen alle mit dieser billig herzustellenden Supersüße „gezuckert" werden, nimmt der Mensch sehr viel höhere Mengen an Fructose zu sich, als jemals von der Natur vorgesehen. Die Fructose stimuliert die Leber zur Abgabe von Fett ins Blut, wodurch sich die Blutfettwerte sehr viel stärker erhöhen als durch einen noch so hemmungslosen Verzehr von fetthaltigen Lebensmitteln.

Fette

Eines der heikelsten Themen der letzten Jahre war das Thema „Fett". Es gab und gibt so etwas wie eine kollektiv inszenierte „Fettphobie", deren beliebteste Schlagzeile „Fett macht Fett" lautet. Die Amerikaner haben jahrzehntelang fettarme Diäten befolgt. Low-Fat war in, Fett galt als *der* Dickmacher schlechthin, Kohlenhydrate wurden mit dem Prädikat „gesund" versehen. Also kauften die Bürger eines freien Landes in einer freien Welt massenweise Low-Fat-Produkte, um abzunehmen, und Nudeln, um das Gewicht zu halten. Es war der Ernährungsmittelindustrie gelungen, tief in den Hirnen der Bevölkerung einen Glaubenssatz zu etablieren, der zusammengefasst besagte: Kohlenhydrate kannst du bedenkenlos und ohne dick zu werden in beliebiger Menge essen. Her also mit den Kartoffeln, den Nudeln, den fettarmen Süßigkeiten, der 0,1-Prozent-Milch – und die Amerikaner wurden bei dieser Art der Ernährung, genau wie die Deutschen, dicker und dicker. Und während sich die Konsumenten an eine kohlenhydratreiche Diät hielten, stieg die Zahl der Herzinfarkte, das Übergewicht nahm epidemisch zu und die Abnehmwilligen wurden ihr Fett einfach nicht los.

Fakt ist, die falschen Fette machen tatsächlich dick, aber die richtigen Fette sind unbedingt notwendig, um den Blutzuckerspiegel stabil zu halten und Stress zu reduzieren. Überdies helfen sie beim Abnehmen, weil sie den Stoffwechsel ankurbeln.

Denn, wie schon dargestellt, für die Regulation des Blutzuckerspiegels kommt es darauf an, ob die Zelle fähig ist, auf Insulin zu reagieren.

Omega-3-Fettsäuren sind entscheidend für das korrekte Funktionieren der Zellmembranen, die zu 60 Prozent aus Fett bestehen. Sie helfen den Membranen weich und flexibel zu bleiben. Wenn diese weich und flexibel sind – anstatt starr und verhärtet, was sie ohne diese Fette sind –, sind die Zellmembranen sensitiver für Insulin. Das wiederum bedeutet, dass problemlos Glukose in die Zelle hineingeschleust werden und als Energieträger genutzt werden kann. Und das hat wiederum zur Folge, dass der Blutzuckerspiegel stabil bleibt.

Fette werden unterteilt in *gesättigte*, *ungesättigte* sowie „entartete" Fette, so genannte *Transfette*. Bei den ungesättigten Fetten wird nochmals unterteilt in *einfach* und *mehrfach* ungesättigte Fette (essentiell). Essentiell ist ein Fett, wenn es mit der Nahrung aufgenommen werden muss und nicht im Körper selbst gebildet werden kann.

Die mehrfach ungesättigten Fette lassen sich wiederum einteilen in so genannte Omega-6-Fette (Linolensäure) und Omega-3-Fette (Alpha-Linolensäure). Fette sind bei Raumtemperatur unterschiedlich fest, Butter z.B. ist gerade noch fest, Olivenöl ist flüssig. Das nennt man die chemische Stabilität eines Fettes. Je stabiler ein Fett ist, desto schädlicher ist es für die Gesundheit.

Gesättigte Fette wie z.B. Butter haben bei Raumtemperatur eine feste Form. Gesättigte Fette sind vor allem in tierischen Produkten zu finden, diese essen wir, indem wir Fleisch (Kalbfleisch, Lamm, Schwein, Rind), Butter, Milchprodukte konsumieren. Aber auch alle Formen verarbeiteter Lebensmittel wie vorgebackene Kuchen, Cremes, Käse, Cracker, Würstchen aus der Dose etc. enthalten gesättigte Fette. Der menschliche Körper ist zwar prinzipiell an die Verstoffwechselung gesättigter Fette angepasst, die Menge dieser Fette in der Nahrung ist heute jedoch zu hoch. Denn diese Fette machen die Zellmembranen starr und unflexibel und sorgen damit dafür, dass Glukose nicht in die Zelle eingeschleust werden kann. Damit bleibt der Blutzuckerspiegel zu hoch – er kann auch mit sehr viel Insulin nicht mehr gesenkt werden. Die schlimmste Kombination ist die von gesättigten Fetten mit weißem Mehl und Zucker, wie z.B. in einem Hamburger mit Ketchup. Gesättigte Fette steigern das Risiko für Herzkrankheiten und Darmkrebs, daher der schlechte Ruf des Fettes überhaupt.

Für die menschliche Gesundheit extrem ungünstig sind die so genannten Transfette, die in Margarine und anderen synthetischen Lebensmitteln vorkommen. Sie stoppen die Absorption von essentiellen Fetten. Dadurch erhöhen sie die Chance, insulinresistent zu werden – was zu der Krankheit führt, bei der es dem Körper nicht mehr gelingt, Zucker in die Zellen hineinzuschleusen. Sie fördern daher auch Diabetes Typ II.

Ungesättigte Fette, sowohl die einfach als auch die mehrfach ungesättigten Fette, sind bei Raumtemperatur flüssig. Einfach ungesättigte Fette werden erst fest, wenn man sie kühlt, mehrfach ungesättigte Fette bleiben selbst bei Kühlung flüssig. Das prominenteste Beispiel für einfach ungesättigte Fette ist das Olivenöl, doch auch das aus Erdnüssen oder Avocados gewonnene Öl enthält vor allem einfach ungesättigte Fettsäuren. Mehrfach ungesättigte Fette befinden sich in Nüssen, Samen und Fischöl sowie in den aus ihnen gewonnen Ölen.

Gute Fette haben folgende Vorteile:

- Sie verlangsamen die Geschwindigkeit, mit der sich der Magen nach einer Mahlzeit entleert, das heißt, sie verlangsamen auch die Verstoffwechslung von Kohlenhydraten.
- Sie steigern den Stoffwechsel.
- Sie steigern die Insulinsensitivität.
- Sie wirken entzündungshemmend im Körper.

Wenn man diese Fette Kohlenhydraten hinzufügt, verbessert man seine Ernährung also enorm.

Übrigens: Der alte Mythos, dass Eier den Cholesterinspiegel steigen lassen und daher mit Vorsicht zu genießen sind, ist längst widerlegt. Eier – wenn die Hühner biologisch gefüttert wurden – sind gute Quellen für ungesättigte Fettsäuren, besonders für Omega-3-Fettsäuren.

Überdies helfen ungesättigte Fette dabei abzunehmen, weil sie den Stoffwechsel ankurbeln.

Für das optimale Funktionieren aller Körperzellen braucht der Mensch insbesondere die mehrfach ungesättigten Fette, und zwar im richtigen Verhältnis: So benötigt er sowohl Omega-6- als auch Omega-3-Fettsäuren, möglichst im Verhältnis 1:1, aber auch eine Verteilung von 4:1 gilt noch als gesund. Omega-3-Fettsäuren sind vor allem in Fisch- und Leinöl zu finden, man bekommt sie jedoch auch über den Verzehr von grünem Blattgemüse, Nüssen und Leinsamen. Omega-6-Fette finden sich in Pflanzenölsorten, z.B. Mais-, Distel- oder Sonnenblumenöl sowie – leider in allzu großen Mengen – in Fertiggerichten.

Wie schon dargestellt, wird nur bei einer optimalen Kohlenhydratverwertung auch genügend Serotonin im Gehirn aufgebaut. Im Klartext: Falsche Kohlenhydrate haben die gleiche negative Auswirkung wie falsche Fette. Sowohl die einen als auch die anderen tragen dazu bei, dass weniger Serotonin im Gehirn aufgebaut wird und süchtiges Verhalten entsteht.

Aminosäuren

Aminosäuren sind Eiweißbausteine. Aus Aminosäuren werden Proteine aufgebaut, die wir täglich in Fisch, Fleisch, Huhn, Käse, Quark, Milch etc. verzehren. Alle Proteine – auch die im menschlichen Körper – setzen sich aus einzelnen Aminosäuren bzw. Eiweißbausteinen zusammen. Aminosäuren enthalten Stickstoff – anders als Kohlenhydrate und Fette. Stickstoff ist für den Körper lebensnotwendig und kann nur aus Aminosäuren bezogen werden. Alle Lebensfunktionen, seien sie körperlicher oder psychischer Natur, werden durch Proteine geleistet. Für ihre Mobilisierung ist das Hormon Cortisol unabdinglich. Aminosäuren werden gebraucht für den Aufbau der Muskulatur und den Aufbau und Erhalt von Sehnen. Sie sind Bausteine von Abwehrstoffen (Antikörper) und Grundstoff für Enzyme sowie praktisch aller Stoffwechselreaktionen. Ebenfalls zuständig sind sie für den Aufbau von Hormonen (z.B. Insulin und Glukagon).

Sie sichern Transportfunktionen (Albumin z.B. transportiert Vitamin C, Hämoglobin transportiert Sauerstoff). Sie haben Schutz- und Stützfunktionen. Proteine bilden Hüllen um Körperzellen, sie sind Teil der biologischen Membranen, Träger der Erbinformationen und sie bauen Haut, Haare und Nägel mit auf.

Alle Botenstoffe, die die Grundlage für psychisches Wohlbefinden, psychische Energie, kognitive und emotionale Fähigkeiten bilden, **bestehen aus Aminosäuren**!

Aminosäuren kann man einteilen in essentielle und nichtessentielle Aminosäuren. Essentielle Aminosäuren kann der Körper nicht selbst herstellen, sie müssen täglich mit der Nahrung zugeführt werden. Nichtessentielle Aminosäuren kann der Körper (meistens) selbst herstellen. Jedenfalls solange der Bedarf nicht so stark zunimmt, dass die Fähigkeit zur Eigensynthese überschritten wird. Essentielle Aminosäuren sind: Histidin, Isoleuzin, Leuzin, Valin, Lysin, Methionin, Phenylalanin, Threonin, Tryptophan. Nichtessentielle Aminosäuren sind: Alanin, Arginin, Asparagin, Asparaginsäure, Cystein/Cystin, Glutamin (manchmal essentiell), Glutaminsäure, Glyzin, Prolin, Serin, Tyrosin.

Erwachsene Menschen setzen ca. 300 Gramm Aminosäuren am Tag um.

Es muss jedoch nicht dieselbe Menge im Körper aufgenommen werden.

Proteinbedarf pro kg Körpergewicht:
- Normalbürger (inaktiv): 0,8g
- Breitensportler (1-3 Stunden Sport die Woche): 0,9 – 1,1g
- Leistungssportler (Ausdauer): 1,2 – 1,4g
- Leistungssportler (Kraft): 1,7 – 1,8g
- Genesender (nach Operationen, bei Krankheit, größeren Wunden): 2,0 – 2,5g
- Diäthaltender (ohne Sport): 1,8 – 2,0g
- Diäthaltender (1-3 Stunden Sport die Woche): 2,0 – 2,5g

Proteine sollten bei jeder Mahlzeit dabei sein, weil sie die Geschwindigkeit, mit der Kohlenhydrate verstoffwechselt werden, senken. Sobald man Proteine einem Kohlenhydrat hinzufügt, verwandelt man es von einem Kohlenhydrat, das u.U. sehr schnell verstoffwechselt wird, zu einem, das langsam verstoffwechselt wird und das ist eine sehr gute Sache. Proteine dienen also dazu, den Blutzuckerspiegel stabil zu halten. Aber wie überall ist es auch hier eine Frage der Balance.

Reine Proteindiäten sind dennoch einer der schnellsten Wege in die Bulimie. Bei Kohlenhydratmangel werden Aminosäuren vom Körper als Energieträger genutzt, zu diesem Zweck werden sie in Kohlenhydrate umgewandelt. Abnehmen tut man bei Proteindiäten meist vor allem Wasser, weil an jedem Gramm Glykogen 4 Gramm Wasser hängen. Wenn dem Körper Kohlenhydrate entzogen werden, sieht er sich nach den Glykogenspeichern in Muskeln und Leber um. Daher sieht es so aus, als ob man mit einer proteinreichen Diät sehr schnell abnimmt. Aber erst wenn die Glykogenspeicher komplett entleert sind, greift der Körper auf die Fettzellen zurück.

In einer Umwelt, wo es oft monatelang nur Fleisch und sehr wenig Kohlenhydrate gab, wie im Winter in der Steinzeit, war dies ein ausgezeichnetes Sicherungssystem, um das Überleben der Menschen zu sichern. Aber diese Umwelt hatte keinen Kühlschrank, keinen Aldi und erst recht keinen Bäcker. Mit proteinreichen Diäten sinkt nach drei Wochen der Serotoninspiegel im Gehirn stark ab und so wächst die Gier nach Kohlenhydraten, was ursprünglich dazu gedacht war, dass man Flechten oder Samen suchen gehen sollte. In einer Umwelt in der man nur zum Bäcker gehen muss, kann die Gier unwiderstehlich werden. Ich habe in meiner Praxis viele Frauen gesehen, die mit einer proteinreichen Diät ihre dann jahrzehntelange folgende Essstörung begannen.

Trinken

Mindestens ebenso sehr wie falsches Essen ruft Wassermangel im Körper (Dehydrierung) einen Serotoninmangel hervor und fördert Heißhungerattacken. Darauf hat vor allem der Arzt F. Batmanghelidj hingewiesen. Einige meiner Kollegen behaupten sogar: „Wenn ich es nur schaffe, einen Patienten zu motivieren, drei Liter Wasser am Tag zu trinken, geschieht schon ein psychisches Wunder."

Denn: Dehydrierung verursacht im Gehirn einen schweren Tryptophanmangel – und Tryptophan ist bekanntlich der Ausgangsstoff, aus dem Serotonin und andere Botenstoffe, beispielsweise Melantonin, hergestellt werden. Ohne ausreichende Wasserzufuhr ist eine Stabilisierung des Serotoninspiegels nicht möglich. Herrscht im Körper Wassermangel, wird, ausgelöst durch spezifische Regulationsprozesse in der Leber, vermehrt Tryptophan abgebaut, das folglich im Gehirn fehlt. Überdies beeinflusst der Wasserhaushalt, ob und wie reibungslos Tryptophan durch die Blut-Hirn-Schranke ins Gehirn gelangt. Chronische Dehydrierung führt dazu, dass Tryptophan schließlich gänzlich aus dem körpereigenen Vorrat an verschiedenen Aminosäuren verloren geht. Das heißt, die Tryptophanreserven des Gehirns können nur mittels ausreichender Wasseraufnahme, adäquaten sportlichen Trainings und richtiger Nahrungsmittelauswahl aufrechterhalten werden.

Trinken Sie mindestens 3 Liter am Tag!

11. Kapitel
Was kann ich tun?

Die richtige Auswahl von Lebensmitteln: Ungünstige Lebensmittel

Kohlenhydrate

Brot und Knabberkram

Baguette, Laugengebäck, Biskuitkuchen, Cornflakes, Croissant, Graham Cracker, Hamburger, Kartoffelchips, Knäckebrot, Knuspermüsli, Cracker, Kuchen, Tortilla-Chips, Pita-Brot, Popcorn, Puffweizen, Roggencrisps, so genannte Vollkornbrötchen, die innen weiß oder mit Malzsirup gefärbt sind, Waffeln, Weißbrot, Brötchen, Pizza etc.

Alle Panaden, also um Schnitzel, Hühnchen etc.

Reis

Parboiled- und Puffreis, weißer Reis, Reis-Crispies, Reiskuchen, Reiswaffeln.

Stärkehaltige Gemüsesorten

Auberginen, Kichererbsen, Kürbis, Mais, Pastinaken, Rüben, Schwarzwurzel, Süßkartoffeln, Wurzelgemüse, Yam, Zuckerrüben.

Dennoch, wenn Sie merken, dass Sie nicht süchtig auf diese Produkte reagieren, können Sie sie in Maßen essen.

Obst

Apfelmus, Bananen, Datteln, Feigen, Honigmelone, Kochbananen, Netzmelonen, Rosinen.

Fruchtsäfte

Alle Fruchtsäfte, ob nun 100 Prozent biologisch oder eines von diesen Etwas-Frucht-plus-Zuckerwasser-Teilen! Fruchtsäfte werden sehr schnell verstoffwechselt, sind sehr süß (wegen der Fructose) und können Ihrer Bauchspeicheldrüse schon zum Frühstück einen solchen Schlag versetzen, dass Sie sich für den Rest des Tages dizzy und müde fühlen!

Äußerst zuckerhaltige und daher ungünstige Lebensmittel

Ahornsirup, Apfeldicksaft, Birchermüesli, Birnendicksaft, Bonbons, Eiscreme, Fruchtgummi, Honig, Joghurt mit Süßstoff oder süßen Früchten, Ketchup, Limonade, Marmelade, Marzipan, Nutella, Schokolade usw.

Ahornsirup, Apfel- und Birnendicksaft gelten häufig als gesunde Alternative zum Zucker. Tatsächlich sind sie gesünder, aber die Bauchspeicheldrüse reizen sie trotzdem. Für Ihren Blutzuckerspiegel sind sie genauso schlimm wie Zucker! Überdies konditionieren sie immer wieder auf den süßen Geschmack.

Milchprodukte

Diese Milchprodukte enthalten sehr viel Zucker (Lactose, Milchzucker) und sind daher eher wie Kohlenhydrate zu bewerten:

Milch, Buttermilch, Camembert, Brie, Crème fraîche, Dickmilch, Doppelrahmkäse, Frischkäse, Kondensmilch, Schlagsahne, Schmelzkäse.

Alle Joghurtsorten, die mit Früchten und Süßstoff versetzt sind, sind genauso schlimm wie Marsriegel oder Schokoladentafeln! Machen Sie auch um alles einen weiten Bogen, was als „Fitnessdrinks fürs schnelle Frühstück" verkauft wird, oder lesen Sie mindestens die Etiketten sehr gründlich!

Meiden Sie alles, was als „fettarm" deklariert wird. In aller Regel, besonders bei Milchprodukten, fügen die Produzenten mehr Süßstoff hinzu, damit es überhaupt schmeckt!

Alle fertigen Saucen und Suppen enthalten in der Regel viel Zucker. Einer der Spitzenreiter ist Ketchup! Lesen Sie die Etiketten.

Fette

Meiden Sie möglichst alle Fette, die zu viele Omega-6-Fettsäuren oder gesättigte Fettsäuren enthalten wie

Maisöl, Färberdistelöl, Sonnenblumenöl, Erdnussöl, Schweineschmalz, Bratenfett, Margarine, Butter (höchstens zum Kochen und dann nur sehr wenig), Palmöl, Kokosöl.

Fleisch

Schweine- und Rindfleisch.

Das Postive an Schweine- und Rindfleisch ist, dass es eine sehr gute Quelle für Zink ist. Der Nachteil ist, dass erstens Schweine und Rinder sehr intensiv mit Getreide gefüttert werden, was die Omega-6-Fettsäuren im Fleisch ansteigen lässt, und sie zweitens häufig mit Antibiotika vollgepumpt werden. Wenn man biologisch vollwertiges Schweine- und Rindfleisch kauft, kann man es essen. Essen Sie nur Fleisch, das gekocht, gebacken oder gedämpft (eventuell fettarm gebraten) wurde. Alles Fleisch wie gepökelter Schinken, Wurst, geräuchertes Fleisch ist mit Salz und Zucker regelrecht überladen. Ganz besonders zu meiden ist Fleisch mit Zucker, der extra hinzugefügt wurde: Hot Dogs, Würstchen, Schinken, Pastrami. Dennoch, wenn Sie Steak essen wollen, machen Sie sich erheblich mehr Gedanken über die Sauce als über das Steak.

Getränke

Kaffee, Tee (auch grüner Tee), Cola, Limonaden, Alkohol, Fruchtsaft, ganz besonders: Energy-Drinks.

Die richtige Auswahl von Lebensmitteln: Günstige Lebensmittel

Brot

Pumpernickel, Roggenbrot mit Natursauerteig, Roggenbrötchen mit Natursauerteig, Schrotbrot.

Getreide

Amaranth, Buchweizen, Dinkel, Gerste, Hirse, Quinoa, Roggen, Hafer, selten: Weizen.

Reis

Brauner Reis, Vollkornreis, Wildreis, Basmati-Reis.

Teigwaren

Pasta aus Hartweizen (je nach individuellem Suchterleben. Wer immer bei Attacken Nudeln isst, muss sie weglassen. Bei Nudeln an sich hat sich in den letzten Jahren gezeigt, dass die große Quellfähigkeit zu einer langsamen Verstoffwechslung beiträgt, daher kann man sie in Maßen essen); Vollkornnudeln.

Milchprodukte

Günstige Milchprodukte sind Edamer, Emmentaler Käse, Feta, Gorgonzola, Gouda, Hartkäse, Limburger, Mozzarella, Parmesan, Quark, Romadur, Roquefort, Schafskäse, Tilsiter, Ziegenfrischkäse, Ziegenkäse.

In Maßen: Joghurt natur, Hüttenkäse.

Soja-Produkte

Soja, Sojamilch, Sojabohnen (Achtung, vorher einweichen, enthalten viel Phytinsäure), Miso, Soja-Sauce und Tempeh.

Fleisch
Kalb, Kaninchen, Hase, Lamm, Reh/Hirsch, Wildschwein.

Geflügel
Ente, Fasan, Gans, Huhn, Pute, Rebhuhn, Wachtel.

Gemüse
Alle Gemüse- und alle Salatsorten sind günstig außer denen, die ihres hohen Stärkegehalts wegen als „ungünstig" deklariert wurden (s.o.) Aber auch diese können Sie in Maßen essen. Es ist auf jeden Fall besser, eine Aubergine zu essen als einen Schokoriegel.

Eier
Sind gesund, wenn die Hühner biologisch vollwertig ernährt wurden. Die Legende, dass Eier den Cholesterinspiegel erhöhen, ist widerlegt!

Fisch/Meeresfrüchte
Aal, Austern, Blaufisch, Dorade, Engelfisch, Flunder, Forelle, Goldmakrele, Hecht, Heilbutt, Hering, Hummer, Kabeljau, Kammmuscheln, Krabben, Lachs, Makrele, Muscheln, Sardinen, Schellfisch, Thunfisch, Tintenfisch, Wolfsbarsch, Zackenbarsch.

Fisch ist generell günstig, da er reich an Omega-3-Fettsäuren ist. Dies gilt auch für fetten Fisch. Fetter Fisch macht nur dann dick, wenn man ihn in allzu großen Mengen isst. Natürlich nimmt man zu, wenn man jeden Tag nur Aal und Makrele futtert, aber in aller Regel steigern die Fette des Fisches den Stoffwechsel und helfen eher beim Abnehmen. Also: keine Angst vor fettem Fisch.

Öl und Fett
Günstige Öle: Hanfsamenöl, Leinöl, Rapsöl, Walnussöl.

Diese Öle sind jedoch nicht besonders geeignet zum Kochen, denn mehrfach ungesättigte Fettsäuren degenerieren unter dem Einfluss von Hitze und fördern dadurch die Bildung freier Radikale. Zum Kochen geeignet und empfehlenswert sind einfach ungesättigte Fettsäuren wie Olivenöl, aber auch gesättigte Fette wie Butter (diese allerdings nur in geringen Mengen!).

Nüsse und Samen

Alle verfügbaren Nüsse und Samen, z.B. Leinsamen, Pinienkerne, Walnüsse, Haselnüsse, Erdnüsse, Sonnenblumenkerne.

Hülsenfrüchte

Butterbohnen, Grüne Bohnen, Kidneybohnen, Pintobohnen, Schwarze Bohnen, Sojabohnen, Wachsbohnen, Wachtelbohnen, Weiße Bohnen.

(Hülsenfrüchte enthalten nicht nur viele Kohlenhydrate, sondern auch viel Eiweiß, was die Verstoffwechslung der Kohlenhydrate optimal verlangsamt.)

Obst

Äpfel, Aprikosen, Birnen, Erdbeeren, Heidelbeeren, Himbeeren, Holunderbeeren, Kirschen, Pfirsiche, Pflaumen, Sanddorn. Zitrusfrüchte in Maßen.

Getränke

Gemüsesaft, Mineralwasser, alle Frucht- und Kräutertees. Es sollten mindestens 3 Liter am Tag getrunken werden! Wobei man auf Folgendes achten sollte: Gemüsesäfte sind oft mit Salz und Honig angereichert, daher sollten nur wirklich naturbelassene Produkte verzehrt werden.

Gewürze und Gewürzkräuter
Letztlich alle Gewürze. Am besten sind Ingwer, Kardamom, Koriandersamen, Kreuzkümmel, Kümmel, Kurkuma, Muskatnuss, Nelken, Oregano, Paprikagewürz, Pfeffer, Piment, Safran, Senf, Wacholderbeeren, Zimt, Zitronengras.

Basilikum, Dill, Estragon, Kerbel, Koriander, Majoran, Minze, Petersilie, Pimpernelle, Rosmarin, Salbei, Schnittlauch, Thymian, Zitronenmelisse.

Um aus der Bulimie aussteigen zu können, ist eine Normalisierung des Cortisolspiegels, eine Stabilisierung des Blutzuckerspiegels und ein Anheben des Serotoninspiegels notwendig.

Bulimische Frauen mit ihrem hohen Cortisolspiegel sind in der Regel so genannte schnelle Verbrenner von Kohlenhydraten. Ein Problem des „schnellen Verbrenners“ ist, dass Kohlenhydrate von seinem Stoffwechsel sehr rasch in Energie umgesetzt werden. Daher reagieren Menschen mit hohem Cortisolspiegel auf den Verzehr von Kohlenhydraten mit einem rasanten Blutzuckeranstieg und auch mit einer höheren Insulinausschüttung.

Fragt man eine bulimische Frau, was sie als Kind am liebsten gegessen hat, erhält man als Antwort häufig: „Teig“ – Kuchenteig und Brot. Es gibt Kinder, die sich Kuchenteig machen, ohne den Kuchen dann zu backen, einfach nur, um den rohen Teig zu essen. Es gibt Kinder, die ausschließlich Nudeln essen. Und tatsächlich werden bei Heißhungerattacken eigentlich stets Nudeln und andere besonders stärkehaltige oder zuckrige Nahrungsmittel verzehrt.

Ihr Problem ist demnach, dass sie den Serotoninspiegel stabil halten muss, aber die dafür benötigten stärkehaltigen Kohlenhydrate nicht nach Belieben zu sich nehmen darf. Das heißt, sie muss Kohlenhydrate essen, aber die richtigen, um kein Blutzuckerungleichgewicht zu provozieren, das den Serotoninspiegel wieder senken würde. Gleichzeitig darf sie nicht zu viele Proteine pro Mahlzeit essen, denn das würde möglicherweise den Dopaminspiegel sehr stark steigern und die Dysbalance in der Gehirnchemie zu seinen Ungunsten verändern.

Die Lösung ist eine ausgewogene Mischung aus Fett, Eiweiß und Kohlenhydraten bei jeder Mahlzeit – und zwar eine Mischung aus den *richtigen* Fetten, Eiweiß und den *richtigen* Kohlenhydraten. Dabei sollte mehr Eiweiß und Fett als Kohlenhydrate konsumiert werden, denn das verlangsamt die Verstoffwechslung von Kohlenhydraten erheblich.

Wird zu jeder Mahlzeit der richtige Mix gewählt, bleibt folglich sowohl der Blutzuckerspiegel als auch der Serotoninaufbau stabil. Zusammengefasst: Vor allem die Hauptmahlzeiten sollten immer etwas Stärkearmes (Gemüse, Fett, Eiweiß) sowie stärkehaltige Produkte enthalten.

Doch sollten Betroffene nicht versuchen, stärkehaltige Kohlenhydrate komplett wegzulassen, weil der Serotoninspiegel, der ohnehin zu niedrig ist, dann noch weiter absacken würde. Eine Ernährung, die überwiegend aus proteinreichen Mahlzeiten besteht, sei es Quark, Fleisch, Bohnen (die zwar gesund sind und deshalb empfehlenswert, die aber auch den Noradrenalin-/Dopaminspiegel steigern), Käse oder Eier, trägt zur Überstimulation bei. Das bedeutet: Protein in Maßen (!) ist gut, aber Protein in Massen ist nicht gut.

Gerade bulimische Frauen, die ihren Selbstwert an einer schlanken Figur und dem damit verbundenen Status messen, machen häufig – in Anlehnung an offizielle Ernährungsvorschriften – eine Diät, die ihre Probleme noch verschlimmert: Salat, möglichst gar kein Fett und nur etwas Eiweiß, aber viel, viel „gesundes“ Vollkornbrot. Vollkornbrot ist ohne Zweifel gesund, doch nicht in großen Mengen und nicht für jeden. Der Versuch, sich nur von Salat zu ernähren, führt somit garantiert in die nächste Heißhungerattacke nach Kohlenhydraten. Ein solcher Versuch muss scheitern, denn das Gehirn will und braucht seine Botenstoffe – und wenn man sie ihm nicht gibt, dann erzwingt es sie. Man kann nur mit seinen Botenstoffen essen, aber nicht gegen sie.

Rezepte für den handlungssuchenden Menschen finden Sie in „Ralph Terjung/Inke Jochims: Die Omega Diät: Das Kochbuch zum Ausstieg aus der Zuckersucht“, Hedwig-Verlag, 2005

Essenszeiten

Was passiert, wenn Sie länger als drei Stunden nichts essen? Den meisten Menschen erscheint dies sehr kurz. Um 9 Uhr morgens genug gegessen, also kann man bis 15 Uhr durchhalten – vielleicht sogar bis nachts. Stimmt. Das ist kein Problem – wenn man es durch die Brille der Neuzeit betrachtet. Der Kühlschrank ist immer da, wenn Sie etwas wollen, wird es verfügbar sein. Nur, Ihr Gehirn wurde etwas früher konstruiert – in den Jahrtausenden und Jahrmillionen vor der Steinzeit. Wesentliche Teile Ihres Gehirns, nämlich genau die, die die Verteilung von Botenstoffen im Körper regeln, bekamen kein Update – keine neue Microsoft-Version. Wesentliche Teile Ihres Gehirns – und zwar die, die im Zweifelsfall Ihr Verhalten tatsächlich bestimmen – leben nach wie vor in der Steinzeit. Das heißt, nach drei Stunden ohne Nahrung beginnt Ihr Gehirn Ihren Körper auf eine längere Fastenzeit einzustellen. Kühlschrank? Nie gehört. Die Fastenzeit könnte ab jetzt mehrere Tage dauern. Besser, man ist auf das, was kommen könnte, vorbereitet. Und dann passiert, was Sie am wenigsten wollen: Das Stress-Level steigt und mit ihm der Cortisolspiegel. Und während der Cortisolspiegel hoch ist, speichert Ihr Körper Fett und baut Muskeln ab, um genügend Energie zur Verfügung zu haben. Ihr Blutzuckerspiegel beginnt zu sinken. Ihr Körper beginnt nach einer schnellen Lösung zu verlangen. Noch einen Kaffee? Vielleicht schaffen Sie es noch weitere zwei bis drei Stunden, sämtliche Hungersignale zu unterdrücken, oder Sie haben sich abgewöhnt, sie überhaupt zu spüren. Ihr Gehirn produziert aber dennoch weiterhin Hungersignale und Ihr Körper registriert sie. Und irgendwann ist es stärker als Ihre Kontrolle, spätestens gegen Abend.

Essen Sie spätestens alle drei Stunden etwas. Es können winzige Mengen sein, aber immer die Kombination aus Kohlenhydraten und Protein. Selbst wenn Sie gar keinen Hunger haben, Sie müssen Ihrem Gehirn signalisieren, dass es keinen Stress bezüglich der Nahrungsverfügbarkeit gibt. Essen Sie ein winziges Stück Käse, Tofu, etc. und ein ebenso winziges Stück Kohlenhydrate. Aber essen Sie etwas. Bilden Sie sich nicht ein, Sie könnten Ihr Gehirn austricksen. Das funktioniert nicht – mit Sicherheit nicht.

Entzug chemischer Stressoren

Kaffee und Koffein

Warum? Koffein ist ein chemischer Stressor, der für eine ständige Cortisol-Ausschüttung in der Nebennierenrinde sorgt. Wenn etwas den Blutzuckerspiegel instabil hält, dann Kaffee. Um das Ganze zu toppen, kann man Café Latte trinken, mit Zucker. Dann stimuliert das Koffein die Nebennierenrinde, ebenso der Zucker in der Milch und der Zucker im Kaffee. Der Blutzuckerspiegel schießt hoch, fällt wieder ab und dann brauchen Sie einen Muffin oder einen Kuchen.

Auch die Kombination aus Koffein, Taurin und Zucker, die in Blechbüchsen verkauft wird und angeblich Flügel verleiht, macht süchtig. Das Zeug gehört wirklich in den Ausguss, denn es ruiniert Sie umgehend! Kurzzeitig fühlen Sie sich wirklich etwas besser, aber noch 90 Minuten nach einem solchen Büchschen kann es zu Heißhungerattacken kommen! Klar, Sie haben für 20 Minuten mehr Energie. Aber dann brauchen Sie auch bald die nächste Büchse. Oder vielleicht einen Kaffee mit Kuchen? Oder einen Schokoriegel? Ihr Blutzuckerspiegel spielt verrückt und die Flüüügel werden dann auch schnell schlapp. Das gilt für alle Blechbüchsen, die die Kombination aus Koffein und Zucker enthalten, egal wie sie heißen.

Wer unter Bulimie leidet und die Essstörung beenden möchte, sollte auf jeden Fall alle Formen von Koffein aufgeben. ALLE.

Koffeinentzug ist – wir wollen Ihnen hier nichts vormachen – kein Spaß. Aber das Ergebnis lohnt sich, man fühlt sich sehr viel besser und gesünder. Es ist eine Legende, dass man Kaffee braucht, um wach zu werden. Nach einigen Tagen ist man morgens auch ohne Kaffee wach, wenn das Gehirn sich umgestellt hat. Aber erst mal ist es wie eine nette kleine Grippe. Nehmen Sie sich unbedingt ein freies Wochenende lang Zeit. Ob der Entzug eventuell einen Tag länger dauert, ist natürlich abhängig von der individuellen Konstitution und der Menge, die Sie vorher konsumiert haben. Wenn Sie mehr als drei Tassen getrunken haben, planen Sie ein Wochenende mit sehr, sehr vielen Pausen ein. Setzen Sie am Freitagabend jegliches Koffein ab. Lassen Sie nicht nur Kaffee weg, sondern alle Energy-Drinks, Cola und Diät-Cola. Keinen schwarzen Tee, keinen grünen Tee. Denn Tein hat auf die Nebenniere die gleiche chemische Wirkung wie Koffein.

Kaufen Sie sich einen Früchtetee, den Sie gerne mögen, und kochen Sie sich eine große Kanne. Es geht auch mit koffeinfreiem, Getreidekaffee (Caro-Kaffee) oder dem so genannten Teeccino. Das ist ein Produkt, das aus Früchten, Körnern, Kräutern und Nüssen hergestellt wird und in verschiedenen Geschmacksrichtungen zu haben ist. Sie finden dieses Produkt unter www.teeccino.com. Teeccino brüht man auf wie Kaffee und hat nicht eine Sekunde lang das Gefühl, etwas zu vermissen, wenn man zum Frühstück Teeccino statt Kaffee trinkt – es enthält nur weder Koffein noch Tein. Es gibt auch zahlreiche gute Fitness-Tees und wohl schmeckende Teemischungen ohne Tein. Und trinken Sie viel Mineralwasser.

Nehmen Sie, wenn möglich, ein Vollbad mit basischen Mineralien. Entsprechende Produkte kann Ihnen jede Apotheke und jedes Reformhaus anbieten. Denn Kaffeekonsum führt dazu, dass im Körper Säuren gebildet werden. Mit Hilfe basischer Bäder und Natriumbikarbonat (Handelsname: Bullrichsalz) können diese Säuren neutralisiert und ausgeschieden werden. Dies stellt für den Körper eine enorme Entlastung dar, eine notwendige, hilfreiche Entgiftung. Bullrichsalz gibt es auch in sehr preiswerter Tablettenform, was sich erheblich leichter schlucken lässt.

Alkohol

Keinen Alkohol mehr! Nach Erscheinen der ersten Auflage von „Zucker und Bulimie" bin ich immer wieder gefragt worden, ob Alkohol erlaubt ist. Natürlich ist er das – wenn Sie stabil und gesund sind. Solange Sie krank sind, ist es das Allerbeste, Sie lassen es sein. Alkohol ist ein chemischer Stressor, genau wie Kaffee und Zucker.

Viele Alkoholiker sind im Grunde zuckersüchtig. Eine ganze Reihe von bulimischen Frauen hat mindestens einen Elternteil, der Alkoholiker ist. Bulimie und Alkoholismus haben eine sehr ähnliche biochemische Wurzel. Chemisch gesehen ist Alkohol ein Zucker. Mehr und mehr Ärzte sehen Blutzuckerschwankungen als Ursache für Alkoholismus. Alkohol wirkt im Körper wie purer Zucker und sorgt seinerseits ebenfalls für Blutzuckerschwankungen.

Häufig entsteht das Gefühl von Ausgeschlossensein und Verzicht, wenn man mit anderen an einem Tisch sitzt und als Einziger ein alkoholfreies Getränk bestellt hat. Und tatsächlich löst es auch bei den anderen mitunter spontane Ablehnung aus, wenn diese selbst Alkohol konsumieren und Sie nicht. Aber es ist möglich, mit Menschen, die man gut kennt, darüber zu sprechen, und Wege zu finden, auch *ohne* gemeinsamen Umtrunk in Kontakt zu bleiben oder zu kommen. Innerhalb der Gesellschaft wird die Ablehnung von Alkohol zunehmend akzeptiert. Es wird eigentlich immer auch Orangensaft angeboten! Das ist zwar als Fruchtsaft auch nicht gerade optimal, aber erheblich besser als Alkohol.

Beginnen Sie damit, Weißweinschorle anstatt Weißwein zu trinken und alkoholreduziertes Bier anstatt Ihrer üblichen Biermarke. Auch mit diesem Entzug beginnen Sie möglichst an einem Wochenende. Nehmen Sie sich frei, gönnen Sie sich ein Vollbad oder eine Massage.

Nikotin

Nikotinentzug – also Raucherentwöhnung – ist ein eigenes Thema, das den Rahmen dieses Buches sprengen würde. Aber auch Nikotin ist ein chemischer Stressor, der sehr viel zu Ihrer Bulimie beiträgt. Leisten Sie sich eine Raucherentwöhnung oder versuchen Sie es selbst, aber tun Sie alles dafür, dass Sie das Zeug loswerden. Solange Sie rauchen, haben Sie eine sehr, sehr gute Chance, krank zu bleiben. Nichts steigert Ihren Cortisolspiegel schneller als Nikotin!

Zucker und Weißmehl

Einige Tipps, wie Sie den Zucker aus Ihrem Leben entfernen können:

Fügen Sie nirgends mehr Zucker hinzu, auch keinen Honig, auch keinen Rohrzucker. Auch keinen Ahornsirup oder Beerendicksaft. Auch kein Stevia. Es geht darum, sich langsam an ein neues Geschmackserlebnis zu gewöhnen. Keine Süße, nicht auf Müsli, nicht auf Pudding, nicht auf Pfannkuchen. Keine Schokosauce auf Eis, keine Erdbeeren mit Zucker.

Meiden Sie Ketchup und alle fertigen Saucen.

Lesen Sie ab heute Etiketten und kaufen Sie nichts mehr ein, was Zucker enthält. Gemeint sind alle Zucker! (s. Kasten S. 94 ff)

Die Gier auf Zucker ist häufig ein Zeichen, dass Proteine fehlen. Fügen Sie zu jeder Mahlzeit wenigstens etwas Protein hinzu – ab heute. Es genügen bereits einige Nüsse und Samen.

Lassen Sie alle Obstsäfte weg, auch die „gesunden“, selbstgepressten. Diese ruinieren Ihren Blutzuckerspiegel schon zum Frühstück und dann für den ganzen Tag.

Verändern Sie Ihr Geschmacksempfinden: Sie essen für die Ernährung Ihres Körpers, nicht nur für Ihr Geschmacksempfinden. Selbst wenn die Geschmacksnerven etwas rebellieren, ist das viel besser, als wenn Ihr Körper unter der Last einer falschen Ernährung irgendwann zusammenbricht. Benutzen Sie Kräuter und Gewürze, um Speisen möglichst geschmackvoll zu machen. Tragen Sie immer Portionen von Obst, kleingeschnittenem Gemüse, Nüsse, Samen oder Kerne bei sich, für Situationen in denen Sie müde und gestresst sind und nach Zucker gieren.

Kaufen Sie ab heute nichts mehr ein, was fettreduziert oder fettarm daherkommt. In aller Regel sind diese Produkte mit Zucker oder Süßstoffen versetzt, die wesentlich gefährlicher sind als Fett. Keine kalorienreduzierten Produkte mehr!

Müsli ist der Inbegriff des „gesunden“ Nahrungsmittels, aber nicht für bulimische Frauen. Sie sollten auf jedes Müsli so lange verzichten, bis Sie wieder gesund geworden sind.

Essen Sie nichts mehr, was paniert wurde. Machen Sie vom Schnitzel die Panade ab. Kein Fingerfood, es ist fast durchweg paniert! Keine Fischstäbchen, keine panierten Garnelen, das ist weißes Mehl in Kombination mit Zucker. Auch alle Fertigpanaden zum Selbstanrühren sind Mischungen aus Gewürzen, Zucker und Weißmehl. Die Hühnchen, die von einem liebenswerten Ex-Soldaten verkauft werden und aus Kentucky kommen, sind für Ihre Bauchspeicheldrüse und Ihre Essstörung eine echte Gefahr. Das, womit der Colonel sein Geld verdient, sind nicht die Hühnchen, sondern die Würzpanade um die Hühnchen. Und die macht so süchtig, dass er damit aus dem Nichts einen ganzen Konzern aufbauen konnte. Warum wohl?

Ernährungsumstellung

Frühstück

Das Frühstück trägt entscheidend zur Blutzuckerstabilisierung für den Tag bei. Es bestimmt die Reaktion auf alle folgenden Mahlzeiten. Diesen Effekt nennt man „Second meal effect“. Das bedeutet: Wenn das Frühstück starke Blutzuckerschwankungen auslöst, weil man z.B. Weißbrot mit Marmelade gegessen hat, lösen alle anderen Mahlzeiten auch starke Blutzuckerschwankungen aus. Eine Pizza zum Mittagessen ist schlimmer, wenn man morgens Weißbrot statt Früchtequark oder Roggenbrot gefrühstückt hat.

Wer ohne Frühstück aus dem Haus geht, kann fast sicher sein, dass er nachmittags Heißhungerattacken bekommt, weil der Blutzuckerspiegel den ganzen Tag über aufgrund der mangelnden Nahrungszufuhr noch instabiler ist.

Da Sie nun morgens schon viel leichter wach werden, haben Sie auch mehr Zeit, um in Ruhe und angemessen zu frühstücken.

Frühstücksideen

Der Handlungssuchende als schneller Verbrenner von Kohlenhydraten braucht pro Mahlzeit mehr Eiweiß und Fett als Kohlenhydrate, weil Fett und Eiweiß die Verstoffwechslung von Kohlenhydraten ausbremsen. Aber machen Sie sich nicht verrückt. Fügen Sie pro Mahlzeit immer etwas Protein hinzu und das Wichtigste ist geschafft.

Gute Ideen:

1. Vanillequark, möglichst selbst gemacht, sonst enthält er häufig zu viel Zucker, mit Früchten der Saison (bitte keine Datteln oder Feigen)
2. Vollkornbrötchen (Roggen) mit Krabben, Fisch, Lammfleisch, Huhn, Käse (z.B. Emmentaler)
3. Vollkornbrötchen (Roggen) mit Ei, Tomate und Gurke belegt

4. Vollkornbrötchen (Roggen) mit vegetarischem Brotaufstrich aus dem Reformhaus (z.B. Kräuter-Pastete)
5. Quinoa (Reformhaus) mit gedämpften oder rohen Früchten der Saison.

Mittagessen

Behalten Sie alle bisherigen Änderungen und die Einnahme der Nahrungsergänzungsmittel bei.

Nehmen Sie weniger Kartoffeln oder Nudeln (sehr kleine Portion) und mehr Fleisch oder Fisch oder Tofu. Es sollten weniger Kohlenhydrate sein als Fleisch oder Fisch. Wenn Sie allerdings einen Tomatensalat essen möchten, streuen Sie ausgiebig Samen oder Kerne darüber.

Auch hier gilt: Machen Sie sich nicht verrückt. Wichtig ist, dass Sie als Handlungssuchender nicht auf den Gedanken kommen, nur Nudeln mit Tomatensauce zu essen. Pastagerichte sind generell schwierig für Sie, weil Sie in aller Regel mehr Kohlenhydrate als Proteine bekommen. Aber wenn es ein Pastagericht sein soll: Spaghetti aus Hartweizen mit Meeresfrüchten sind eine gute Idee.

Probieren Sie mal Quinoa als Beilage. Quinoa ist eines der gesündesten Lebensmittel, die der Erdball bereithält. Es ist billig, leicht zuzubereiten, kann sowohl mit Früchten als auch mit Gemüse kombiniert werden, schmeckt kalt und warm und eignet sich hervorragend als Beilage zu allen Gerichten, zu denen man sonst Nudeln oder Reis gegessen hat. Quinoa gibt es im Reformhaus und in einigen Drogeriemärkten.

Quinoa hat einen Proteingehalt von 13 – 22 Prozent und gehört zu den eiweißreichsten Körnerfrüchten. Seine optimale Aminosäurenzusammensetzung entspricht sogar den Empfehlungen der WHO für eine ausgewogene Ernährung. Quinoa enthält 50 – 65 Prozent Kohlenhydrate und ist glutenfrei. Es weist nur etwa 5 Prozent Fett auf. Dieses Fett besteht überwiegend aus ungesättigten, langkettigen Fettsäuren und ist daher sehr wertvoll. Beachtlich ist der Anteil von 4,3 Prozent Alpha-Linolensäure, einer Omega-3-Fettsäure, die sonst nur in Fisch vorkommt. Quinoa enthält mehr Mineralstoffe und Spurenelemente als die allermeisten anderen Getreidesorten.

Quinoa lässt sich problemlos zubereiten, indem man die Körner in kochendes Wasser schüttet und eine Viertelstunde lang kochen lässt – so zubereitet schmeckt es neutral und kann je nach Rezept und Beilage nachgewürzt werden – auch gesüßt, z.B. mit etwas Honig und Früchten. Kocht man es stattdessen in Brühe, schmeckt es etwas würziger und salzig.

Ebenso gut ist Amaranth. Amaranth ist feinkörniger, breiiger und klebt daher mehr als Quinoa, es muss auch 45 Minuten ausquellen. Trotzdem ist es ein sehr leckeres Grundnahrungsmittel, das sich mit Lammfleisch, Hühnerfleisch, Fisch und Gemüse vorzüglich im Wok kombinieren lässt.

Abendessen

Leisten Sie sich einen Dampfgarer. Es ist sinnvoll investiertes Geld. Dämpfen Sie von nun an regelmäßig Gemüseportionen zum Abendessen. Praktisch jedes Gemüse kann man dämpfen. So bleiben die wichtigsten Vitamine und Mineralstoffe auch in warmem Gemüse erhalten. Denn selbst wenn Sie Nahrungsergänzungsmittel nehmen: Obst und Gemüse brauchen Sie trotzdem.

Essen Sie abends sehr wenig (am besten gar keine) stärkehaltigen Kohlenhydrate, also wenig Brot, wenig Reis, wenig Nudeln – und stattdessen sehr viel Gemüse, kombiniert mit Proteinen wie Hähnchen, Pute, Eiern, Fisch, Schalentieren. Denn Kohlenhydrate am Abend provozieren eine Insulinausschüttung, die noch stundenlang nachwirkt und dem Fettabbau in der Nacht entgegenwirkt.

Dazu Salat, angemacht mit Essig und Öl (z.B. Rapsöl oder Olivenöl).

Serotoninspiegel stabilisieren

Licht

Den Serotoninspiegel heben Licht, Sport, Ernährung, die Fähigkeit zu gesunden Bindungen, ein geeignetes Stressmanagement und ein hoher Status.

Als das Thema „Winterdepression" aktuell wurde, begann man erstmals den Zusammenhang zwischen Serotonin und Licht zu begreifen. Dabei stellte sich Folgendes heraus:

Erst ab 2500 Lux wird im Gehirn genügend Serotonin gebildet. Das Licht einer gewöhnlichen Lampe enthält etwa 300 Lux. Selbst bei Tageslicht ist es in Räumen zu dunkel, um genügend Serotonin zu produzieren. Wir sind in einer Zeit gemacht worden, als der Mensch den ganzen Tag an der Sonne war und nach Nahrung suchen musste. Das ist auch der Grund für das Bedürfnis, den Sommer am Strand zu verbringen: Sonne stimuliert die Serotoninproduktion und steigert somit das Wohlbefinden.

Daher kann man den Serotoninspiegel auch mit Spaziergängen an der frischen Luft stabilisieren. Planen Sie extra Zeit dafür ein – am allerbesten morgens. Gehen Sie ans Licht, wann immer Sie können.

Es gibt genügend Untersuchungen, die belegen, dass eine halbe Stunde Sport an der frischen Luft am Tag antidepressiv wirkt.

Sport

Sport kann zu einem verbesserten Serotoninaufbau beitragen.

So steigern alle entspannenden Sportarten den Serotoninspiegel. Da zudem der Aufenthalt in der Natur Serotonin steigernd ist, sind sanfte sportliche Aktivitäten an der frischen Luft wahre „Serotoninpusher".

Empfehlenswerte Sportarten: Gehen oder Fahrrad fahren auf ebenem Untergrund und ohne anstrengende Steigungen, Spaziergänge in der Natur (Park, Strand, Wald, Wiesen), Stretching, Low-Impact-Aerobic, vorsichtiges Gewichtheben mit wenig Gewicht.

Überdenken Sie Ihr Sportprogramm. Wenn Sie zu den Menschen gehören, für die es ein Muss ist, mindestens eine Stunde am Tag im Fitnesscenter zu verbringen, reduzieren Sie das auf 3 Mal die Woche. Treiben Sie stattdessen eine sanfte Sportart – wenn Sie sowieso schon Sport treiben, dann stellen Sie Ihr Programm um. Nehmen Sie Autogenes Training, Yoga, Tai-Chi hinzu.

Entspannung

Kaufen Sie sich eine CD mit Entspannungsmusik und nehmen Sie sich mindestens einmal in dieser Woche Zeit, sie auch zu hören.

Wohnung

Entrümpeln Sie. Die bekannte Feng Shui Beraterin Karin Kingston schreibt: „Die Ansammlung von Gerümpel macht müde und lethargisch." Tatsächlich wird der Serotoninspiegel auch stabilsiert, indem man Ordnung schafft. Gedanken und Gefühle beeinflussen uns bis in jede Zelle. Und Chaos macht es schwer, sich wirklich wohl zu fühlen.

Ich rate zuckersüchtigen und bulimischen Klienten eigentlich immer, ihre Wohnung in Ordnung zu bringen. Die Trennung von altem Gerümpel. Zeitungsausschnitte, die Sie sowieso schon gelesen haben, Kleider, die man ohnehin nie mehr anziehen wird und denen überdies ein Knopf fehlt, Stapel von ungelesenen Zeitschriften, Geschenke, die man noch nie mochte, aber tapfer aufbewahrt, das sind alles Energieräuber. „Ich krieg Dich", sagt der Stapel Zeitungen, „ich krieg Deine Energie, Deine Lebensfreude. Sieh nur her, ich liege immer da und zeige Dir all die Dinge auf, die Du in der Vergangenheit nicht erledigt hast. Ich mache Dir permanent ein schlechtes Gewissen." Und da ein schlechtes Gewissen unangenehm ist, naschen wir aus Verzweiflung ein bisschen.

Die Sehnsucht nach einem „sicheren Ort" ist uns evolutionär angeboren. In der Urzeit war damit eine warme und bequeme Höhle gemeint, heute ist es die Wohnung. Wenn hier etwas nicht stimmt, erzeugt der entsprechende Instinkt ungeheuer viel Stress.

„Aber ich lese diese Zeitschriften ja vielleicht noch einmal" – Vielleicht. Sehr wahrscheinlich nicht und sehr wahrscheinlich wird der Berg immer größer und erschlägt Sie immer mehr. Es lohnt nur, Zeitschriften aufzuheben, die Sie beruflich brauchen. Überdies bekommen Sie heutzutage praktisch alle Informationen, die Sie benötigen, im Internet.

Dinge geben ein scheinbares Gefühl von Sicherheit, aber an allen Dingen haften Emotionen. Wenn Sie entrümpeln, befreien Sie sich von negativen Emotionen. Häufig waren Dinge einmal wichtig. Man hat Freude empfunden, sie zu besitzen, man hat sie vielleicht sogar wirklich gebraucht, aber jetzt ist ihre Zeit abgelaufen. Der Moment, wo Sie sich das eingestehen, ist sehr wichtig. Es ist ein Anerkenntnis dessen, was ist. Ja, es ist so, ich brauche das nicht mehr. Das führt zu anderen Anerkenntnissen: Ja, ich brauche einen neuen Job. Ja, meine Beziehung ist unglücklich, ich muss mich trennen. Anerkennen, was ist, ist immer der erste Schritt zur Heilung. Solange man die schmerzlichen Gefühle, die mit der Anerkennung verbunden sind, vermeiden möchte, blockiert man sich selbst.

Geben Sie Dinge, die Sie nicht mehr brauchen, weg, verschenken Sie sie, verkaufen Sie sie, bringen Sie sie zum Sperrmüll. Sie werden merken, wie ungeheuer erleichtert Sie sich danach fühlen.

Nehmen Sie sich (je nach Ausgangslage) ein oder zwei Wochenenden Zeit. Ordnen Sie Ihren gesamten Papierkram. Schreiben Sie die Mails, die Sie schon lange schreiben müssen, und die Briefe. Legen Sie Ordner an und beschriften Sie sie. Viele Menschen bilden sich ein, dass sie die benötigte Quittung bei Bedarf auf Stapel 3 des allgemeinen Chaos, platziert gleich neben der Tür, schon finden. Ja, das tun Sie. Sie finden sie und während Sie suchen, müssen Sie sich

10 – 12 Zettel ansehen und mit den Gedanken, den Emotionen beschäftigen, die auch an diesen Zetteln hängen. Ah ja, die Quittung vom Griechen. Wie war das noch mal im Restaurant? Hat das Essen geschmeckt? – Und schon sind Ihre Gedanken woanders. Was haben Sie gesucht? Plötzlich fühlen Sie sich müde, nicht wahr? Und irgendwann kommt die nächste Attacke.

Finanzen

Ordnen Sie Ihre Finanzen. Nichts macht mehr Stress als Probleme in diesem Bereich. Bezahlen Sie heute noch alle offenen Rechnungen – wenn Sie es können. Wenn nicht, bezahlen Sie umgehend, sowie Sie es können. Wenn Sie Schulden haben, sprechen Sie mit einer Schuldnerberatung. Reden Sie mit dem Finanzamt. Wenn Sie es irgend können, bezahlen Sie bar und nicht mit Kreditkarte. Kreditkarten sind gut für Menschen, die keine Schulden haben. Sie mögen das als unfair empfinden, möglicherweise zu Recht, aber es ist so. Wenn Sie Schulden haben, verbannen Sie Ihre Kreditkarten in den hintersten Winkel der Wohnung oder schneiden Sie sie, wenn es irgend geht, in viele kleine Einzelteile. Sie können eine neue beantragen, wenn Sie schuldenfrei sind.

Kündigen Sie alle Zeitungsabos, alle Fernsehabos, alles was monatlich Fixkosten verursacht. Kündigen Sie so lange, bis nur noch Gas, Strom und Ihr Internet-Provider übrig bleiben. Reden Sie mit Ihrem Telefonanbieter über günstige Tarife. Klären Sie es. Sie glauben gar nicht, was man alles sparen kann, wenn man „Routinekosten" drastisch senkt. Sie brauchen kein TV-Abo, Sie brauchen kein iPhone mit zweijährigem Vertrag, Sie brauchen nichts dergleichen. Auch dann nicht, wenn alle Ihre Freunde eins haben. Sie nicht.

Werbung

Der richtige Umgang mit Werbung ist sehr wichtig für die Behandlung von Essstörungen. Und der geht so: Brief aufreißen, Brief als

Werbung erkennen und OHNE DIE WERBUNG ZU LESEN ab damit in die Altpapiertonne ... sofort. Ignorieren Sie alle Werbung, die Ihnen ins Haus flattert. Legen Sie sie niemals auf einen Stapel, der noch aufgeräumt werden muss. Lesen Sie niemals Werbung. Werbung muss sofort entsorgt werden, noch in der Minute, wo sie ankommt.

Das menschliche Unbewusste reagiert sehr viel stärker auf Bilder als auf Worte. Um Verlangen zu empfinden, braucht man ein inneres Bild des verlangten Produktes in seinen Gedanken. Das menschliche Gehirn sucht nach Möglichkeiten, etwas zu bekommen, wenn der Wunsch danach einmal geweckt und das Verlangen angeregt wurde. Es überprüft nicht ständig, „brauche ich das wirklich?" Und damit rechnen Werbeagenturen. Plötzlich brauchen Sie eine Duftkerze, eine Digitalkamera, einen neuen Computer, die neueste Mode, ein neues Auto ... usw.

Werbebilder sind dafür da, Verlangen zu erzeugen. Und wenn das Verlangen einmal da ist, wird automatisch Dopamin ausgeschüttet und Serotonin gesenkt. Das war einst so gedacht, damit wir auf die Jagd gehen wollten, um das Verlangen nach Nahrung konzentriert zu befriedigen. Nichts sollte uns vom Ziel ablenken. Dopamin, Sie erinnern sich? Hilft dabei, sich ganz auf ein Ziel zu fokussieren, und blendet alles andere aus. Spielsüchtige haben ein Dopaminproblem und sind nur noch auf ihr Spiel fixiert. Sie sind gar nicht mehr fähig zu überlegen, dass das Wahnsinn ist, was sie tun. Werbeleute wollen Ihr Gehirn genau auf diesen Zustand des Verlangens hin manipulieren. Sie sollen nicht überlegen, ob Sie wirklich drei Fernseher und vier Digitalkameras brauchen und das aller-, allerneueste Handy, Sie sollen es nur wollen, wollen, wollen.

Der Zustand, in den Werbung Sie bringen möchte, ist exakt derselbe, den Sie kurz vor einer Attacke erleben. Der Dopaminspiegel ist zu hoch und der Serotoninspiegel tief. Sie sind auf ein Ziel fixiert und wollen Ihre Süßigkeiten, um jeden Preis. Je öfter Sie diesen Zustand des ungestümen Verlangens trainieren, desto leichter rutschen Sie da wieder rein – auch bei Attacken.

Bulimische Frauen und Männer haben sehr häufig ein Statusproblem. Sie sind daher für Werbebotschaften umso empfänglicher, je mehr sie versprechen, ein Produkt würde ihren Status heben. Erkennen Sie die Gefahr und begegnen Sie ihr!

Fernseher

Im Scherz: Werfen Sie Ihren Fernseher aus dem Fenster.

Im Ernst: Reduzieren Sie Ihren Fernsehkonsum. So drastisch wie nur irgend möglich. Es gibt einen sehr, sehr engen Zusammenhang zwischen Fernsehkonsum und Essstörungen. Die meisten Menschen essen nämlich beim Fernsehen entweder Schokolade, Kekse und Bonbons oder Salzstangen und Chips. Chips sind schlimmer als Schokolade, auch wenn sie stark gewürzt sind und salzig schmecken, aber sie sind so voller Weißmehl und gesättigter Fette, wie ein krankmachendes Lebensmittel nur sein kann. Fernsehen konditioniert auf Knabbern. Der Gipfel sind Abendserien, die die Sehnsucht nach der großen Liebe wecken – und nebenbei betäubt man sich mit Schokolade oder Eiscreme.

Wenn Sie die Zeit, die Sie vor dem Fernseher verbringen, mit Spaziergängen, Büchern, Entspannungs-CDs und Gesprächen verbringen, reduzieren Sie Ihren Zuckerkonsum (sei es nun als Schoko oder Weißmehl) drastisch. Wenn Sie Single sind, stellen Sie das Ding in den Keller. Wenn Sie einen zusätzlichen Fernseher im Schlafzimmer haben, dann bringen Sie wenigstens den in den Keller. Wenn Sie mit einem Partner leben, sprechen Sie mit ihm, ob es möglich ist, den Fernseher aus dem Wohnzimmer zu verbannen. In einer großen Wohnung kann man den Fernseher ins Hinterzimmer stellen. Ich hatte eine Klientin, die ihre Essstörung überwand, als sie zwei ihrer drei Fernseher wegwarf.

Ganz katastrophal sind Fernseher in der Küche. Grundsätzlich gilt: Wo auch immer Sie essen, FERNSEHER AUS. Wenn Sie essen und sich gleichzeitig ablenken, essen Sie sehr viel mehr, als Sie brauchen, Bulimie oder nicht. Sie sind einfach nicht fähig zu spüren, wann Sie eigentlich satt sind, wenn nebenbei geschossen und gekämpft wird. Ihr Dopaminspiegel jagt hoch, Ihr Serotoninspiegel sinkt und schon haben Sie noch ein bisschen Hunger.

Überdies: Während Sie fernsehen, werden Sie ständig mit viel, viel, sehr viel und sehr tückischer Werbung für Zucker, Milch, Schokolade, die neuesten Süßigkeiten, Joghurt mit Früchten, fette Wurst usw. bombardiert. Selbst wenn Sie sich bewusst davon distanzieren, unbewusst wirkt diese Werbung. Zucker und gesättigte Fette, Weißmehl, also alles was krank, süchtig und dick macht, wird ohne Unterlass als gesund, erlaubt und schlank machend dargestellt. Die unbewusste Wirkung ist sehr viel größer, als Sie glauben, und sie ist erwiesen.

Also: WEG mit dem Fernseher.

Entspannung lernen

Übung 1

Schreiben Sie auf, was Sie in einem Jahr erreicht haben wollen. Notieren Sie Ihre Träume, Ihre Wünsche und zensieren Sie nichts. Was werden Sie tun, wenn Sie gesund sind? Wie werden Sie sich fühlen? Wird sich beruflich etwas ändern? Oder in Ihren Beziehungen? Beschreiben Sie Ihre gesunde Zukunft so detailliert wie irgend möglich!

Übung 2

Planen Sie Ruhezeiten ein. Wenn Sie nach Hause kommen, legen Sie sich einen Moment lang auf die Couch, anstatt zu essen.

Es werden Ihnen möglicherweise zahlreiche „Gründe“ einfallen, warum das gerade in Ihrem Leben nicht geht. Ein anstrengender Job, die Kinder, der Ehemann, die Eltern, chronischer Zeitmangel etc. Die Wahrheit ist, dass ein hoher Cortisolspiegel einen leicht euphorisierenden Effekt hat und ein hoher Dopaminspiegel ebenso. Man kann, wie dargestellt, nach Stress und der ihn begleitenden Cortisol-Ausschüttung süchtig werden. Wenn man schon süchtig ist, findet das Gehirn sehr, sehr viele Gründe, warum man sich jetzt irgendwie doch nicht ändern kann.

Am Anfang werden Sie sich bei Entspannung nicht so wohl fühlen – aber dennoch ist es wichtig. Und dann werden Sie merken, wie gut Ihnen das tut.

Übung 3

Genügend Schlaf ist für die Heilung von Bulimie entscheidend – aber gerade Menschen mit hohem Cortisolspiegel leiden häufig unter Schlafproblemen. Frauen, die Bulimie praktizieren, tendieren dazu, 20 Stunden durchzuarbeiten oder zu feiern. Und dann bekommen sie „plötzlich" eine Attacke. Der Körper möchte mit dieser Attacke nur eines: ein bisschen Entspannung. Geben Sie ihm das, aber auf andere Art als bisher.

Gewöhnen Sie sich an regelmäßige Schlafenszeiten, und verpflichten Sie sich, im Bett zu bleiben – und sei es nur ruhend –, wenn Sie sich einmal hingelegt haben. Je genauer die Bettzeiten eingehalten werden, desto einfacher haben Sie es.

Übung 4

Nehmen Sie sich 10 Minuten Zeit. Stellen Sie das Handy ab und schließen Sie die Tür.

Registrieren Sie in den nächsten 10 Minuten jeden Gedanken, der auftaucht, ohne ihm Widerstand entgegenzusetzen. Dann sagen Sie sich: „Ich lasse den Gedanken ziehen." Und lassen ihn ziehen. Dann registrieren Sie den nächsten Gedanken und lassen ihn wiederum ziehen. Spüren Sie, wie befreiend das wirkt!

Übung 5

Versuchen Sie sich, wenn starke Emotionen auftreten, wie z.B. Begierde, Neid, Hochmut, Aggression oder Habgier, eine Situation vorzustellen, in welcher Sie inneren Frieden empfinden. Stellen Sie sich am Ufer eines Sees vor, den Sie innerlich ruhig betrachten, oder wenn Sie möchten, die Wellen des Meeres oder die Stille der Berge. Stellen Sie sich vor, wie Sie dasitzen, und Ihr Geist ist dabei so offen und klar wie der Himmel und Ihre Gedanken sind wie die Vögel im Himmel. Ändern die Vögel etwas am Himmel? Lassen Sie sie immer wieder vorüberziehen.

Übung 6

Zuhören lernen. Viele Menschen hören nicht, was ein anderer sagt, weil sie innerlich mit dem beschäftigt sind, was sie sagen werden, wenn der andere aufgehört hat zu reden. Wenn jemand redet, gibt es drei Methoden, um jemanden zu ermutigen, mit Ihnen zu reden.

Diese sind:

Schweigen, während der andere redet.

Positive Bestätigung („Das haben Sie richtig gemacht", „das war gut", „das ist ja ganz toll" usw.)

Wiederholung des Gesagten mit eigenen Worten. (Nennt man auch Paraphrasieren.) „Habe ich richtig verstanden, dass ..." Und dann geben Sie wieder, was sie gehört haben. Aber erst, nachdem der andere ausgeredet hat.

Übung 7

Wenn Sie ein Gruppenmensch sind: Suchen Sie das Gespräch mit einem Einzelnen. Üben Sie sich im aktiven Zuhören. Was ist das Anliegen des anderen? Was möchte er mitteilen? Bekämpfen Sie jeden Impuls, den anderen zu unterbrechen. Wenn Sie dazu neigen, andere chronisch zu unterbrechen, und es merken, halten Sie mitten im eigenen Satz inne und sagen: „Entschuldigung. Bitte fahren Sie fort."

Fokussieren Sie sich voll auf den anderen und beschäftigen Sie sich nicht mit dem, was Sie antworten werden, wenn der andere endlich aufgehört hat zu reden. Im Laufe der Zeit werden Sie es schaffen, eigene Störmanöver zu unterbrechen, bevor sie auftreten.

Übung 8
Gehen Sie in eine Gruppe, sei es im Kollegenkreis, im Freundeskreis, wo auch immer. Nehmen Sie sich fest vor, Ihre Meinung zu äußern. Sie ist wichtig!

Ich bin eingeladen – was nun?

Wenn Sie eingeladen sind, gibt es mehrere mögliche Situationen:

a) Sie möchten die Einladung eigentlich gerne annehmen, wissen aber, dass der soziale Schaden zu groß wäre, wenn Sie beispielsweise die selbst gemachte Mousse au Chocolat ablehnen würden.

Verdeutlichen Sie sich, dass Ihre Sucht primär durch die biochemische Konfiguration Ihres Gehirnes ausgelöst wird und nicht durch die Speise. Die Änderung dieser biochemischen Konfiguration haben Sie unter Kontrolle.

Essen Sie vorher schon eine (möglichst gesunde) Kleinigkeit, damit Sie nicht allzu hungrig bei Ihrem Gastgeber eintreffen ... Und dann genießen Sie, was der Gastgeber Ihnen serviert – auch die Mousse au Chocolat. Atmen Sie tief durch und verdeutlichen Sie sich, dass *keinerlei* Schaden entstanden ist. Sie können eine solche „Sünde“ bei einer in der Regel für Ihren Typ günstigen Ernährung ohne weiteres am nächsten Tag wieder ausgleichen.

b) Sie möchten die Einladung annehmen, und Sie wissen, dass Sie, ohne soziale Demontage zu betreiben, manche Speisen ablehnen können.

Sagen Sie dem Gastgeber zunächst, dass Sie ihm für die Einladung danken und sich gefreut haben zu kommen. Lehnen Sie die Speise dann höflich ab und versichern Sie ihm gleichzeitig, dass Sie es nur aus persönlichen Gründen tun, weil Sie diese Nahrungsmittel nicht vertragen. Machen Sie taktvoll deutlich, dass die Ablehnung nichts mit seiner Person zu tun hat. Selbst wenn man Sie sanft drängt, bleiben Sie bestimmt und konsequent. Bei Freunden können Sie natürlich auch direkt sagen, dass Sie Zucker entziehen möchten.

c) Das Problem taucht einmal die Woche auf, weil Sie jeden Sonntag bei der Oma essen und die erst bürgerliche Küche kocht und dann Süßspeisen zum Nachtisch serviert.

Man kann auch seinen Serotoninspiegel heben, indem man andere Menschen pflegt und nährt. Besonders Frauen, die einen niedrigen Serotoninspiegel haben, nutzen diese Möglichkeit häufig. Das hat die Natur so eingerichtet, damit sie Kindern gegenüber aggressionsgehemmt sein können und biologisch dafür belohnt werden, welche großzuziehen. Je tiefer der Serotoninspiegel – und entsprechend der Selbstwert – einer Frau ist, desto zwanghafter versucht sie zu nähren.

Wenn es nicht möglich ist, zur Oma, Tante, Freundin „nein" zu sagen, ohne die Beziehung zu ruinieren, ist es Zeit zu überlegen, ob Sie weiterhin dorthin gehen wollen. Ich arbeitete einst mit einer Frau, die ihrer Mutter erzählte, dass sie ihren Kaffee-Konsum reduzieren wollte. Mama kam jeden Nachmittag mit einer großen Kanne vorbei und behielt das auch bei, nachdem sie erfahren hatte, dass die Tochter den Kaffee aufgeben wollte. Die Tochter setzte sich nicht durch und trank weiterhin Kaffee. Hierin folgte sie dem Beispiel des Vaters, der als Alkoholiker nach jedem Entzug von der Mutter erneut Alkohol bekam und schließlich daran starb. Solche Fälle sind viel häufiger, als man vermuten würde. Co-Abhängigkeit ist ein gravierendes Problem.

Tatsächlich gibt es kein Patentrezept für solche Fälle. Aber prinzipiell sind Beziehungen, in denen es nicht möglich ist, „nein" zu sagen, nicht gesund. Eventuell müssen Sie sich professionelle Unterstützung holen.

Es gibt jedoch einen „Zaubersatz" aus dem gleichnamigen Buch von Olaf Jacobsen. Und der heißt: „Ich stehe nicht mehr zur Verfügung." Schließen Sie die Augen und stellen Sie sich die nährende Oma, Tante, Freundin vor. Sagen Sie zu ihr: „Liebe X, ich stehe für Dein Bedürfnis, andere zu nähren, nicht mehr zur Verfügung." Viele Menschen empfinden beim Aussprechen dieses Satzes eine sofortige Erleichterung. Es genügt, den Satz oft genug zu denken. Sie müssen ihn nicht laut sagen. Wenn Sie diese Übung oft genug machen, werden Sie staunen, wie sich die Beziehung verändert. Das Buch von Olaf Jacobsen ist übrigens sehr lesenswert.

Das Gleiche gilt auch, wenn Ihnen die Kollegin am Schreibtisch gegenüber ständig Süßigkeiten anbietet. Versuchen Sie zuerst, mit ihr zu reden. Sagen Sie ihr, dass es nichts mit ihr zu tun hat, wenn Sie ablehnen, und dass Sie selbst keine Süßigkeiten mehr kaufen werden. Legen Sie sich Obst, Nüsse und klein geschnittenes Gemüse parat. Erklären Sie, dass die Argumentation „Ein Stück wird ja wohl gehen" nicht angemessen ist. Eine Zigarette bringt den Ex-Raucher zurück in die Sucht. Auch für Zucker gibt es ein Suchtgedächtnis. Jeden Tag ein Stückchen, ja, wenn Sie es im Griff haben. Wenn Sie wirklich jeden Tag ein Stückchen essen können, kein Problem. Aber solange Sie unter Bulimie leiden: NEIN.

Nahrungsergänzungsmittel

Aminosäure GABA

Gaba ist das „gehirneigene Valium". Es wirkt im Gehirn wie Valium, da es aber ein körpereigener Stoff ist, macht es im Gegensatz zu Valium nicht süchtig. Eigentlich ist es umgekehrt: Weil das Gehirn so unter Stress steht, dass es nicht mehr genügend GABA hat, wird Valium gegeben. GABA macht nicht nur nicht süchtig, es betäubt auch nicht. GABA ist in hoher Konzentration im Hypothalamus zu finden und an der Regulation der HHN-Achse beteiligt.

Es ist ein hemmender Transmitter, der im Gehirn „die Abstimmung" zwischen dem Großhirn und den tieferen Gehirnschichten regelt. GABA hat vor allem die Funktion, Angstsignale abzublocken. Bei dauerndem Stress wird mehr GABA verbraucht, als nachproduziert werden kann. Dann gelingt dem Großhirn die Stressregulation nicht mehr und die Angst nimmt zu. GABA nennt man auch „Anti-Angst-Botenstoff". GABA ist eine Aminosäure, die man in der Apotheke kaufen und bei allen Angstanfällen direkt geben kann. 1 Kapsel enthält 500mg, je nach Präparat, einige auch 750mg. Mehr sollte man pro Mal nicht nehmen, auch wenn GABA im Prinzip ungiftig ist.

Aminosäure Glutamin

Wenn Sie Heißhunger auf Süßes bekommen, können Sie 1 – 2 Teelöffel Glutamin (Achtung: nicht Glutaminsäure) in ein Glas Wasser einrühren. Glutamin ist eine Aminosäure, die im Gehirn beruhigend wirkt. Glutamin mildert zudem die Gier auf Zucker fast sofort, da es im Gehirn als Ersatz für Zucker verwendet werden kann. Überdies ist es fähig, den Blutzuckerspiegel zu stabilisieren. Glutamin gibt es in Pulverform, nicht als Kapseln, und man nimmt es, indem man es in Wasser oder – ausnahmsweise – Saft einrührt. 1 – 2 Teelöffel genügen meist, aber man kann problemlos bis zu 10 Gramm nehmen.

Aminosäure L-Tryptophan

L-Tryptophan ist die Ausgangssubstanz von Serotonin im Gehirn. Am besten Sie nehmen abends 1 Gramm, 1 Kapsel und zwar 2 – 3 Stunden nach der letzten Mahlzeit. Mit Hilfe von L-Tryptophan lässt sich der Serotoninspiegel stabilisieren. Manchmal kommt es zu

Nebenwirkungen wie Müdigkeit oder Kopfschmerzen, dann müssen Sie leider das Präparat wieder absetzen. Wenn Sie L-Tryptophan nehmen möchten, dürfen Sie auf KEINEN FALL gleichzeitig Serotoninwiederaufnahmehemmer nehmen, es kann sonst zu akuten Angstattacken und Leberschäden kommen. Wenn Sie irgendwelche Antidepressiva nehmen, fragen Sie bitte IMMER zuerst Ihren Arzt, bevor Sie L-Tryptophan nehmen.

Chrom

Eines der wichtigsten Nahrungsergänzungsmittel für den zuckersüchtigen Menschen ist Chrom. Chrom reguliert zusammen mit Niacin den Blutzuckerspiegel und trägt zu einem dichten Netz an Rezeptoren auf der Zelloberfläche bei. Wenn es fehlt, kommt es zu Heißhungeranfällen und Insulinresistenz, weil der Blutzuckerspiegel nicht mehr reguliert werden kann. Ein niedriger Blutzuckerspiegel kann natürlich auch andere Ursachen haben als Chrommangel, wie z.B. eine kranke Bauchspeicheldrüse oder eine falsche Ernährung. Aber ohne Chrom geht in puncto Blutzuckerspiegel nichts.

1/60 Millionstel Gramm (!) Chrom pro Tag in der Nahrungsaufnahme wird von Stoffwechselexperten gerade noch als ausreichend angesehen. Die Deutsche Gesellschaft für Ernährung (DGE) empfiehlt eine Zufuhr von 50 µg/Tag als zeitweilige Nahrungsergänzung. Wer jedoch unter akuten Heißhungerattacken leidet und entsprechend viele Süßigkeiten verzehrt, muss wissen, dass durch den hohen Konsum von Zucker sehr viel mehr Chrom verbraucht wird, als „normal“ oder von der Natur vorgesehen ist. Das Gleiche gilt, wenn untrainierte Menschen beginnen, Sport zu treiben – dann wird ebenfalls sehr viel Chrom verbraucht, was dazu führen kann, dass man sich plötzlich zu schlapp fühlt, um weiterzutrainieren – ein unerwünschter Effekt, der durchaus vermieden werden kann. Auch Stress und Infektionskrankheiten fördern einen erhöhten Chromverbrauch bzw. eine erhöhte Chromausscheidung.

Chrom ist in Bierhefe, Vollkornprodukten, in Samen, Kernen, Naturreis, Rosinen, schwarzem Pfeffer, Pilzen, Artischocken, Spargel, Pflaumen, Fleisch und Nüssen enthalten. Wer sich den obigen Vorschlägen entsprechend ernährt, kann also genügend Chrom mit der Nahrung zu sich nehmen. Dennoch sollte während der Zeit der Ernährungsumstellung auf jeden Fall Chrom als Nahrungsergänzungsmittel genommen werden, weil eine genügend hohe Chromzufuhr nicht gewährleistet ist, solange jemand zu viele Süßigkeiten isst. Günstig ist am Anfang eine Chromzufuhr von 50–100 µg am Tag.

Vitamin C
Hilft bei der Stabilisierung der Nebennierenrinde. 1 – 3 Gramm am Tag, am besten ein Präparat, das zeitverzögert abgegeben wird.

Andere Vitamine und Spurenelemente
Es nützt nichts, Aminosäuren ohne Begleitung von Spurenelementen und Mineralstoffen zu nehmen. Im Gegenteil, dies kann krank machen, weil die Aminosäuren dann nicht verstoffwechselt werden und toxische Stoffwechselzwischen- bzw. abbauprodukte von Aminosäuren anfallen können. Besonders wichtig ist die Zufuhr von Vitamin B6 und Folsäure. Kaufen Sie ein Gesamtpräparat mit allen B-Vitaminen, Mineralstoffen und Spurenelementen.

Gute Vitaminpräparate bekommen Sie bei www.viabiona.com und www.peak.ag. Dort bekommen Sie auch Aminosäuren. Peak ist ein Sportartikelversand, der gute Produkte anbietet, aber nicht bulimische Frauen als Zielgruppe hat, sondern Bodybuilder. Dementsprechend ist die Werbung. Lassen Sie sich nicht durch die Bilder abschrecken. Bei www.peak.ag erhalten Sie allerdings kein GABA. Sprechen Sie mit Ihrer Apotheke – und lassen Sie sich nicht einschüchtern. Viele Apotheken haben Aminosäuren nicht vorrätig und behaupten dann leicht einmal, es wäre nicht legal, sie zu bestellen. Das stimmt nicht. Wechseln Sie notfalls die Apotheke.

Eiweißshakes

Vor vielen, vielen Jahren entdeckte ich die Wirkung des Eiweißshakes bei Bulimie. Mehr aus einer Intuition heraus als aus echtem Wissen riet ich der ersten bulimischen Frau, mit der ich überhaupt gearbeitet habe, sich nach jedem Erbrechen einen Eiweißshake anzurühren. Nach drei Wochen war sie ihr Problem los.

Der Punkt ist folgender: Wenn Sie große Mengen Süßigkeiten oder Kohlenhydrate gegessen habe, hat Ihre Bauchspeicheldrüse, wie dargestellt, schon längst große Mengen Insulin ausgeschüttet, bevor Sie erbrechen können. Sie können die Kalorien erbrechen, aber das Insulin bleibt im Blut. Leider arbeitslos geworden, macht es sich nützlich und fegt auch noch das allerletzte Restchen Glukosein die Zellen und Ihr Blutzuckerspiegel geht Bier holen und zwar im Keller. Sofort wird Cortisol ausgeschüttet, weil der Stress zu hoch wird, und vollgepumpt mit Adrenalin und Cortisol machen Sie sich an die nächste Attacke. Ein Eiweißshake hilft nicht bei der ersten Attacke, aber sehr häufig verhindert er die zweite.

„Kann ich mir auch einen Bohnensalat machen?“, fragt Anna.

Nein, es würde viel zu lange brauchen, bis der Salat verstoffwechselt ist. Bis ein Bohnensalat den Blutzuckerspiegel beeinflusst, vergehen Stunden. Nein, es muss schon ein schnell anrührbarer Shake sein, ohne Süßstoff, ohne Zucker, Eiweiß mit einer biologischen Wertigkeit von über 100. GLEICH nach dem Erbrechen.

Und nun wünsche ich allen Frauen viel Erfolg. Seit der ersten Auflage von „Zucker und Bulimie“ habe ich hunderte von Mails bekommen, die mir Mut gemacht haben, weiterzumachen.

Dafür möchte ich mich herzlich bedanken.

Tun Sie alles dafür, um auszusteigen, was Sie selbst tun können. Therapie ist wichtig, aber tun Sie alles, was Ihnen einfällt. Der Preis, den Sie zahlen, ist einfach viel, viel zu hoch.

Literaturliste

Arndt Klaus; Albers Torsten: *Handbuch Protein und Aminosäuren: Optimaler Einsatz von Protein & Aminosäuren im Sport, in der Diät, bei Erkrankungen, zur Gesundheitsvorsorge.* Novagenics Verlag, Arnsberg 2004

Baumel, Syd: *Serotonin: How to Naturally Harness the Power Behind Prozac and Phen/Fen.* Keats Publishing, New Canaan, Connecticut, USA 1997

Binder, Franz; Wahler, Josef: *Zuckerblocker: Alles über das süße Gift.* Econ-und-List-Taschenbuch, München 1999

Birkmayer, Walther; Riederer, Peter: *Neurotransmitter und menschliches Verhalten.* Springer, Wien; New York 1986

Böhme, Gernot: *Ethik im Kontext.* Suhrkamp Verlag; Frankfurt am Main 1977

Bowlby, John: *Frühe Bindung und kindliche Entwicklung* (Orig.: Child Care and the Growth of Love). Ernst Reinhardt, München 2001

Bowlby, John: *Das Glück und die Trauer: Herstellung und Lösung affektiver Bindungen* (Orig.: The Making and Breaking of Affectional Bonds). Klett-Cotta, Stuttgart 2001

Bruch, Hilde: *Eßstörungen: Zur Psychologie und Therapie von Übergewicht und Magersucht* (Orig.: Eating Disorders, Obesity, Anorexia nervosa and the Person Within, 1973). Fischer-Taschenbuch, Frankfurt am Main 1991

Bruch, Hilde: *Das verhungerte Selbst: Gespräche mit Magersüchtigen* (Orig.: Conversations with Anorexics, 1988). Fischer-Taschenbuch, Frankfurt am Main 1990

Bruch, Hilde: *Der goldene Käfig: das Rätsel der Magersucht* (Orig.: The Golden Cage, The Enigma of Anorexia Nervosa, 1978). Fischer-Taschenbuch, Frankfurt am Main 1982

Cuntz, Ulrich; Hillert, Andreas: *Eßstörungen: Ursachen, Symptome, Therapien.* Beck, München 2000

DesMaisons, Kathleen, Ph.D.: *The Sugar Addict's Total Recovrey Programme: natural, simple solu-tions that build energy, heal depression and enhance mental focus.* Simon and Schuster, London, UK 2000

DesMaisons, Kathleen, Ph.D.: *Potatoes not Prozac.* First Fireside Ed., New York, USA 1998

Ettich, C.; Pfeiffer U. (Hrsg): *Anorexie und Bulimie: zwischen Todes-Sehnsucht und Lebens-Hunger.* Urban und Fischer, München; Jena 2001

Gerlinghoff, Monika; Backmund, Herbert; Mai, Norbert: *Magersucht und Bulimie: verstehen und bewältigen.* Beltz, Quadriga, Weinheim; Berlin 1993

Gerhardt, Sue: *Die Kraft der Elternliebe: Wie Zuwendung das kindliche Gehirn prägt.* (Orig.: Why Love Matters. How Affection Shapes a Baby's Brain). Walter Verlag, Düsseldorf 2006

Gittleman, Ann Louise: *get the sugar out: 501 simple ways to cut the sugar out of any diet.* Random House, New York, Toronto, London, Sydney, Auckland, USA 1996
Glenville, Marilyn: *Mastering Cortisol: Stop Your Body's Stress Hormone From Making You Fat Around The Middle.* Ulysses Press; USA 2006
Goleman, Daniel: *Emotionale Intelligenz* (Orig.: Emotional Intelligence). Hanser, München; Wien 1996
Gröne, Margret: *Wie lasse ich meine Bulimie verhungern?: Ein systemischer Ansatz zur Beschreibung und Behandlung der Bulimie.* Carl-Auer-Systeme, Heidelberg 1997
Hart, Carol: *Secrets of Serotonin.* Lynn Sonberg Book Associates, New York, USA 1996
Häusel, Hans-Georg: *Think Limbic: die Macht des Unbewussten verstehen und nutzen für Motivation, Marketing, Management.* WRS Verlag, Planegg 2000
Heinz, Andreas: *Das dopaminerge Verstärkungssystem: Funktion, Interaktion mit anderen Neurotransmittersystemen und psychopathologische Korrelate.* Steinkopff, Darmstadt 2000
Herpertz-Dahlmann, Beate: *Eßstörungen und Depression in der Adoleszenz.* Hogrefe, Göttingen; Bern; Toronto; Seattle 1993
Hoebel, Bartley G.; Rada, Pedro V.; Mark, Gregory P.; Pothos, Emmanuel N.: *Neural systems for reinforcement and inhibition of behavior: Relevance to eating, addiction, and depression.* In: D. Kahnemann, E. Diener und N. Schwartz (Eds.): Well-being: Foundations of Hedonic Psychology. S. 560-574. Russell Sage Foundation, New York 1999
Hüther, Gerald: *Bedienungsanleitung für ein menschliches Gehirn.* Vandenhoeck und Ruprecht, Göttingen 2001
Hüther, Gerald; Rüther, Eckart: *Das serotonerge System.* UNI-MED-Verlag, Bremen 2000
Hüther, Gerald: *Die Evolution der Liebe: was Darwin bereits ahnte und die Darwinisten nicht wahrhaben wollen.* Vandenhoeck und Ruprecht, Göttingen 1999
Hüther, Gerald: *Wie aus Stress Gefühle werden: Betrachtungen eines Hirnforschers.* Vandenhoeck und Ruprecht, Göttingen 1999
Hüther, Gerald: *Biologie der Angst: wie aus Streß Gefühle werden.* Vandenhoeck und Ruprecht, Göttingen 1997
Kamen, Betty: *Der Chrom-Faktor: woran Chrommangel schuld ist, und was richtige Ernährung bewirkt* (Orig.: The chromium connection). Heyne, München 1997
Kensington, Ella: *Die Glückstrainer: Wie man bei sich und anderen die guten Gefühle entstehen lässt.* Ella Kensington Verlag, Reimsbach 2005
Kingston, Karen: *Feng Shui gegen das Gerümpel des Alltags* (Orig.: Clear Your Clutter with Feng Shui). Rowohlt, Reinbek bei Hamburg, 2008

Klein, Stefan: *Die Glücksformel oder wie die guten Gefühle entstehen*. Rowohlt, Reinbek bei Hamburg 2002

Kramer, Peter D.: *Glück auf Rezept: der unheimliche Erfolg der Glückspille Fluctin* (Orig.: Listening to Prozac. A Psychiatrist Explores Antidepressant Drugs and the Remaking of the Self, 1993, USA). Kösel, München 1995

Langsdorff, Maja: *Die heimliche Sucht, unheimlich zu essen: Bulimie – Verstehen und heilen*. Fischer-Taschenbuch, Frankfurt am Main 2002

Laudan, Rachel: *Der Ursprung der modernen Küche*. In: Spektrum der Wissenschaft, Februar 2001, S. 66 ff. Spektrum d. Wiss., Heidelberg

Leonard, William R.: *Menschwerdung durch Kraftnahrung*. In: Spektrum der Wissenschaft, Mai 2003, S. 30 ff. Spektrum d. Wiss., Heidelberg

Lesser, Michael, M.D.; Kapklein, Colleen: *The Brain Chemistry Diet: The Personalized Prescritption for Balancing Mood, Relieving Stress, and Conquering Depression, Based on Your Personality Profile*. Perigee Books, New York, USA 2002

Lesser, Michael, M.D.; Kapklein, Colleen: *The Brain Chemistry Plan: The Personalized Nutritional Prescritption for Balancing Mood, Relieving Stress, and Conquering Depression*. Perigee Books, New York, USA 2002

Masters, Roger D.; McGuire, Michael T.: *The Neurotransmitter Revolution: Serotonin, Social Behavior, and the Law, Southern Illinois University, with a foreword by Margaret Gruter*. Southern Illinois University Press, Carbondale, IL, USA 1994

McKenna, Terence; Pieper, Werner: *Die süßeste Sucht: ist Zucker eine Killer-Droge?* Pieper's MedienXperimente, Löhrbach 1994

Oberbeil, Klaus: *Fit durch Proteine: Powernahrung für Fitness und Vitalität*. Südwest, München 2000

Oberbeil, Klaus: *Fit durch Vitamine: mit den Biostoffen zu Gesundheit und Vitalität*. Südwest, München 1999

Oberbeil, Klaus: *Fit ohne Fett: ein Leben lang schlank, vital und glücklich*. Südwest, München 1999

Oberbeil, Klaus: *Abnehmen durch Biostoffe: Nahrungsmittel, die wirksam Kalorien reduzieren*. Südwest, München 1996

Oberbeil, Klaus: *Fit durch Mineralien uns Spurenelemente*. Südwest, München 1995

Oberbeil, Klaus: *Fit durch gesunde Ernährung: die Ernährungs-Revolution: essen Sie sich glücklich*. Südwest, München 1994

Oberbeil, Klaus: *Neugeboren durch Biostoffe: jung sein, schön sein, fit sein durch die Wirkung von Vitaminen, Spurenelementen, Enzymen und Mineralien*. Südwest, München 1994

Ornstein, Robert E.: *Multimind: ein neues Konzept des menschlichen Geistes; Ergebnisse der Human-wissenschaften für Erziehung, Therapie und Management* (Orig.: Multimind). Junfermann, Paderborn 1989

Ornstein, Robert E.; Thompson, F. Richard: *Unser Gehirn: das lebendige Labyrinth* (Orig.: The amazing brain). Rowohlt, Reinbek bei Hamburg 1986

O'Rourke, D.; Wurtman, J.; Wurtman, R.; Tsay, R.: *Aberrant Snacking Patterns and Eating Disorders in Patients with Obsessive Compulsive Disorder. Journal of clinical Psychiatry, 55:10:00* 1994

Paczensky, Gert von; Dünnebier, Anna: *Kulturgeschichte des Essens und Trinkens*. Orbis-Verlag, München 1994

Pater, Siegfried: *Zuckerwasser: Vom Coca-Cola-Imperium*. Retap-Verlag, Bonn 2002

Pert, Candace B.: *Moleküle der Gefühle: Körper, Geist und Emotionen* (Orig.: Molecules of Emotion: Why You Feel the Way You Feel, 1997, New York). Rowohlt, Reinbek bei Ham-burg 2001

Philpott, William H., M.D.; Dwight, K. Kalita, PH.D., Foreword by Linus Pauling: *Brain Allergies: The Psychonutrient and Magnetic Connections*. Keats Publishing, Lincolnwood, Illinois, USA 2000

Pinel, John P. J.; Wolfram Boucsein (Hrsg.): *Biopsychologie* (Orig.: Biopsychologie). Spektrum, Heidelberg; Berlin 2001

Puhn, Adele: *Die revolutionäre Stoffwechsel-Diät* (Orig.: The 5-day miracle diet). Mosaik, München 1996

Rauland, Marco: *Chemie der Gefühle*. Hirzel, Stuttgart; Leipzig 2001

Rehner, Gertrud; Daniel, Hannelore: *Biochemie der Ernährung*. Spektrum, Heidelberg; Berlin 2002

Reindl, Sheila M.: *Sensing The Self: Women's Recovery From Bulimia*. Harvard University Press, Cambridge, Massachusetts, USA 2001

Ricard, Matthieu: *Glück* (Orig.: Plaidoyer pour le bonheur). F.A. Herbig Verlagsbuchhandlung, München 2007

Robertson, Joel; Monte, Tom: *Natural Prozac: Learning to Release Your Body's Own Anti-Depressants*. Harper Collins, New York, USA 1997

Robertson, Joel; Monte, Tom: *Peak-Performance Living*. Harper Collins, New York, USA 1996

Roth, Gerhard: *Fühlen, Denken, Handeln: wie das Gehirn unser Verhalten steuert*. Suhrkamp, Frankfurt am Main 2001

Roth, Gerhard: *Das Gehirn und seine Wirklichkeit: kognitive Neurobiologie und ihre philosophischen Konsequenzen*. Suhrkamp, Frankfurt am Main 1997

Rüegg, Johann Caspar: *Psychosomatik, Psychotherapie und Gehirn: neuronale Plastizität als Grundlage einer biopsychosozialen Medizin*. Schattauer, Stuttgart; New York 2001

Ruden, Ronald A.: *The Craving Brain: A bold new approach to breaking free from drug addiction, overeating, alcoholism, gambling*. Harper Collins, New York, USA 1997

Sahley, Billie Jay: *GABA: The Anxiety Amino Acid: Revolutionary Discoveries of How GABA Affects Mind, Mood, Memory, and Behavior*. San Antonio,

Texas, USA 2001
Sahley, Billie Jay, Birkner M. Katherine: *Heal with Amino Acids and Nutrients.* San Antonio, Texas, USA 2001
Shafir, Rebecca Z.: *ZEN in der Kunst des Zuhörens: Verstehen und verstanden werden* (Orig.: The Zen of Listening. Mindful Communication in the Age of Distraction). Hugendubel, München 2001
Schandry, Rainer: *Biologische Psychologie*. Beltz, Weinheim; Basel; Berlin 2003
Schauder, Peter; Ollenschläger, Günter: *Ernährungsmedizin: Prävention und Therapie*. Urban und Fischer, München; Jena 1999
Selvini Palazzoli, Mara; Cirillo Stefano; Selvini Matteo; Sorrentino, Anna Maria: *Anorexie und Bulimie: neue familientherapeutische Perspektiven* (Orig.: Ragazze anoressiche e bulimiche). Klett-Cotta, Stuttgart 1999
Selvini Palazzoli, Mara; Cirillo Stefano; Selvini Matteo; Sorrentino, Anna Maria: *Die psychotischen Spiele der Familie* (Orig.: I giochi psicotici nella famiglia, 1988, Mailand, Italien). Klett-Cotta, Stuttgart 1992
Sheppard, Kay: *From the First Bite: A Complete Guide to Recovery from Food Addiction*. Health Communications, Deerfield Beach, FL, USA 2000
Sheppard, Kay: *Food addiction: the body knows*. Health Communications, Deerfield Beach, FL, USA 1993
Snyder, Solomon H.: *Chemie der Psyche: Drogenwirkung im Gehirn* (Orig.: Drugs and the brain). Spektrum d. Wiss., Heidelberg 1988
Somer, Elizabeth, M.A., R.D.: *The Origin Diet: How Eating Like Our Stone Age Ancestors Will Maximize Your Health*. Henry Holt, New York, USA 2001
Somer, Elizabeth, M.A., R.D.: *Food & Mood: The Complete Guide to Eating Well an Feeling Your Best*. Henry Holt, New York, USA 1999
Somer, Elizabeth, M.A., R.D.: *Age-Proof Your Body: Your Complete Guide To Lifelong Vitality*. Quill, New York, USA 1998
Steward, H. Leighton u.a.: *Zucker-Knacker: das Ernährungskonzept der Zukunft; dauerhafter Gewichtsverlust durch veränderten Umgang mit Zucker* (Orig.: Sugar busters). Goldmann, München 1999
Stimmer, Prof. Dr. Franz: *Suchtlexikon*. Oldenbourg, München; Wien 2000
Stoll, Andrew L.: *The Omega-3 Connection: The Groundbreaking Antidepression Diet and Brain Program*. Simon and Schuster, New York, USA 2001
Talbott, Shawn, Ph. D.: The Cortisol Connection: *The Cortisol Connection: Why Stress Makes You Fat And Ruins Your Health - And What You Can Do About it*. Hunter House Publ., Alameda, CA, USA 2002
Van der Kolk, Bessel A.; McFarlane, Alexander C.; Weisaeth, Lars (Hrsg.): *Traumatic Stress: Grundlagen und Behandlungsansätze; Theorie, Praxis und Forschung zu posttraumatischem Streß sowie Traumatherapie* (Orig.: Traumatic Stress: The Effects of Overwhelming Experience on Mind, Body and Society, 1996, New York, USA). Junfermann, Paderborn 2000

Vincent, Jean-Didier: *Biologie des Begehrens- wie Gefühle entstehen* (Orig.: Biologie des passions). Rowohlt, Reinbek bei Hamburg 1990

Wardetzki, Bärbel: *Weiblicher Narzissmus: der Hunger nach Anerkennung.* Kösel, München 1991

Wassmann, Claudia: *Die Macht der Emotionen: wie Gefühle unser Denken und Handeln beeinflussen.* Wiss. Buch-Ges., Darmstadt 2002

Willet, Walter C.: *Macht gesunde Ernährung krank?* In: Spektrum der Wissenschaft, März 2003, S. 58 ff. Spektrum d. Wiss., Heidelberg

Wilson, James L., ND, DC, Ph.D.; Foreword by Johnathan V. Wright: *Adrenal Fatigue: The 21st Century Stress Syndrome.* Smart Publ., Petaluma, CA, USA 2001

Worm, Nicolai: *Syndrom X oder Ein Mammut auf den Teller: Mit Steinzeitdiät aus der Ernährungs-falle.* Hallwag, Bern 2000

Wurtman, Judith: *Obesity, Weight gain and dieting. Editors: Steiner, M, Yonkers, K., Eriksson, E. Publisher Martin Dunitz: Mood Disorders in Women* 2000

Wurtman, Judith; Suffers, Susan: *The Serotonin Solution: The potent brain chemical that can help you stop bingeing, lose weight and feel great.* Ballantine Books, New York, USA 1996

Wurtman, Judith: *Carbohydrate Craving: Relationship between Carbohydrate Intake and Disorders of Mood Drugs 39 (Suppl. 3), 49-52* 1990

Wurtman, Judith: *Carbohydrate Cravings: A disorder of food intake and Mood. Clinical Neuropharmacology. Vol 11 Suppl 12 pp 139-s14* 1988

Wurtman, Judith: *Managing Your Mind and Mood Through Food.* Rawson Associates, New York, USA 1986

Wurtman, R. and Wurtman, J.: *Serotoninergic Mechanisms and obesity. Journal of Nutrition Biochemistry (9:511-515)* 1998

Wurtman, R. and Wurtman, J.: *The Use of Carbohydrate-rich snacks to Modify Mood State: A factor in the Production of Obesity..The Biology of Feast and Famine, Academia Press, Inc. p 151-156.* 1992

Wurtman, R. and Wurtman, J.: *Carbohydrates and Depression.* Scientific American 1989

Zehentbauer, Josef: *Körpereigene Drogen: die ungenutzten Fähigkeiten unseres Gehirns.* Artemis und Winkler, München; Zürich 2000

Zerbe, Kathryn J., M.D.: *The Body Betrayed: A Deeper Understanding of Women, Eating Disorders, and Treatment.* Gürze Books, Carlsbad, CA, USA 1993

Ziegler, Eugen; Bachmann, Christian (Hrsg.): *Zucker - die süße Droge: medizinische und kultur-geschichtliche Aspekte eines Suchtmittels.* Birkhäuser, Basel; Boston 1987

In dem vorliegenden Werk behandelt die Autorin den Zusammenhang zwischen Zuckerkonsum und Bulimie. Sie verarbeitet aktuelle wissenschaftliche Veröffentlichungen und eigene therapeutische Erfahrungen zu der These, dass Zucker eine suchtauslösende Substanz ist und bei der Entstehung und Aufrechterhaltung der Bulimie eine relevante Rolle spielt. Auf der Basis dieser These gibt sie Empfehlungen, welche Ernährung den Ausstieg aus Bulimie und Binge Eating unterstützen kann. Ebenso werden einige Nahrungsergänzungsmittel genannt. Die Autorin weist darauf hin, dass eine sorgfältige Abklärung der empfohlenen Nahrungsergänzungsmittel zusammen mit einem Arzt erfolgen sollte, insbesondere dann, wenn eine sonstige Erkrankung vorliegt, gegen welche Medikamente eingenommen werden. Alle Empfehlungen sind von Autorin und Verlag sorgfältig erwogen und geprüft, sie entstanden auf der Basis jahrelanger Arbeit. Jedoch bieten sie keinen Ersatz für eine eventuell notwendige therapeutische oder medizinische Behandlung. Alle Angaben in diesem Buch erfolgen daher ohne jegliche Gewährleistung oder Garantie seitens des Verlages oder der Autorin. Eine Haftung der Autorin bzw. des Verlages und seiner Beauftragten für Personen, Sach- und Vermögensschäden ist ausgeschlossen.